Tips and Tricks in Hip and Knee Arthroplasty

A Practical Approach

实用髋、膝关节置换术

要点与技巧

主　编　〔印〕钱德拉·谢卡尔·亚达夫
　　　　〔阿联酋〕阿肖克·库玛

副主编　〔印〕桑杰伊·亚达夫

主　审　王坤正

主　译　徐卫东　易诚青　李　甲

天津出版传媒集团

天津科技翻译出版有限公司

著作权合同登记号:图字:02-2016-199

图书在版编目(CIP)数据

实用髋、膝关节置换术 : 要点与技巧/(印)钱德拉·谢卡尔·亚达夫,(阿联酋)阿肖克·库玛主编;徐卫东,易诚青,李甲主译. —天津:天津科技翻译出版有限公司,2019.12

书名原文: Tips and Tricks in Hip and Knee Arthroplasty: A Practical Approach

ISBN 978-7-5433-3966-8

Ⅰ.①实… Ⅱ.①钱… ②阿… ③徐… ④易… ⑤李… Ⅲ.①人工关节-髋关节-移植术(医学)②人工关节-膝关节-移植术(医学) Ⅳ.①R687.4

中国版本图书馆 CIP 数据核字(2019)第185119号

Chandra Shekhar Yadav, Ashok Kumar

Tips and Tricks in Hip and Knee Arthroplasty: A Practical Approach

978-93-5025-647-3

授权单位:Jaypee Brothers Medical Publishers(P) Ltd.

出　　版:天津科技翻译出版有限公司

出 版 人:刘子媛

地　　址:天津市南开区白堤路244号

邮政编码:300192

电　　话:(022)87894896

传　　真:(022)87895650

网　　址:www.tsttpc.com

印　　刷:北京博海升彩色印刷有限公司

发　　行:全国新华书店

版本记录:890mm×1240mm　32开本　6.25印张　300千字

2019年12月第1版　2019年12月第1次印刷

定价:80.00元

(如发现印装问题,可与出版社调换)

译者名单

主　审　王坤正

主　译　徐卫东　易诚青　李　甲

副主译　王文良　张国宁　徐一宏

译　者　(按姓氏汉语拼音排序)

李　甲　(海军军医大学附属长海医院)

李　朔　(海军军医大学附属长海医院)

林荣强　(海军军医大学附属长海医院)

童文文　(海军军医大学附属长海医院)

王文良　(天津市武警医学院附属医院)

徐卫东　(海军军医大学附属长海医院)

徐一宏　(海军军医大学附属长海医院)

易诚青　(上海交通大学附属第一人民医院)

张国宁　(上海交通大学医学院附属同仁医院)

朱　戈　(海军军医大学附属长海医院)

编者名单

主　编

Chandra Shekhar Yadav MBBS MS (Ortho)
Professor
Department of Orthopedics
Knee and Hip Arthroplasty Surgeon
All India Institute of Medical Sciences (AIIMS)
New Delhi, India
Joint Replacement Fellow
The Prince Charles Hospital, Brisbane, Australia
King George Hospital Sydney, Australia
Dartmouth-Hitchcock Medical Center
New Hampshire, USA
Ashok Kumar MBBS MS (Ortho) MRCS
Consultant Orthopedic Surgeon
Department of Orthopedics
(Joint Replacement, Pediatric Orthopedics, Oncology)
Dubai Bone and Joint (DBAJ) Center
Mohammed Bin Rashid Al Maktoum Academic Medical Center (BBRM-AMC)
Dubai Healthcare City (DHCC)
Dubai, UAE
Fellow
Exeter Hip Center, UK
Trauma and Orthopedics
Katharinen Hospital, Germany

副主编

Sanjay Yadav MBBS MS (Ortho)
Senior Resident
Department of Orthopedics Surgery
All India Institute of Medical Sciences
New Delhi, India

中文版序言

人工关节置换术已成为晚期和严重关节病变的主要治疗手段，其发展特征是老年患者越来越多、手术技术越来越娴熟、疗效越来越确切。我国60岁以上人口已超过2.4亿，占总人口的17.33%。老年人口的增加导致关节疾患的增加，以及人工关节置换手术数量的上升。人工关节置换术疗效的提高，手术技术原理是基石。目前，我国人工关节置换技术进步迅速，但地区间差异仍十分明显，这一状况已经严重影响了人工关节的治疗效果以及患者最终所能达到的功能水平。

正如本书编者所言，关节外科继续教育的目标是做到手术技术的普及，尽可能消除地区间的技术差异。正是出于这样的考虑，《实用髋、膝关节置换术：要点与技巧》一书应运而生。作为髋、膝关节置换术的专业书籍，本书涵盖了从基础、最新进展到当前争议的所有信息，极为重视临床实战经验，是一本能够切实让所有从事关节外科相关人员都从中获益的好书。

本书主译徐卫东、易诚青和李甲三位教授以及其他译者均是长期从事关节外科的临床专家。徐卫东教授目前担任中华医学会运动医疗分会常务委员，中国医师协会首届运动医学医师分会副会长，中国医师协会骨科医师分会髋、膝关节专业委员会委员，带领其团队在关节外科领域进行了不懈的探索。因此，本书译者具有关节外科领域的丰富经验，能充分保证本书的翻译质量。

我认为，不断学习世界最先进的骨科医学经验和理念，是年轻医师得以在关节外科领域迅速成长的必经之路。衷心希望本书能够给予广大从事关节外科工作的青年医师一些启发，从中有所收获，不断发展和壮大我国关节外科学术队伍，使我国的关节外科医疗水平逐步走向世界前列。中国老龄化社会已经到来，关节置换患者的数量呈现井喷式增长，但我国关节外科发展的不均衡现象仍十分突出，与世界先进水平也存在较大差距。作为该领域的专业工作者，我们必须虚心学习，加倍努力，为我国的关节外科事业贡献毕生精力。

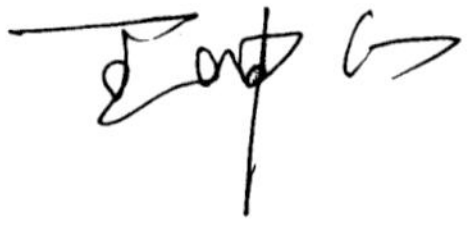

中华医学会骨科学分会候任主任委员、关节外科学组组长

中文版前言

目前，人工关节置换术已是一种较为成熟的手术，可以消除关节疼痛，恢复关节的正常活动功能，使长期受关节病痛折磨的患者再次获得新生。手术后患者可以像正常人那样行走、外出旅行、工作并进行体育锻炼等。人工关节置换术经过近百年的发展，人们已广泛接受。2010年全美流行病学调查发现，行髋、膝关节置换的患者分别占总人口的0.83%和1.52%，即髋关节置换总人数约为250万人，膝关节置换总人数约为470万人，并且以每年超过45万至60万的置换数量呈阶梯式递增。这对关节外科未来的发展影响巨大，值得关注。

我国自20世纪60年代以来逐渐开展人工关节手术，比国外晚20年左右。随着国民经济的迅速发展，近年来全面开展人工关节的研制及临床应用。随着患者知识水平及生活条件的不断提高，以及患者数量的大幅增加，我国人工关节手术已逐步跟上世界发展的步伐。

在临床工作中，我们深感低年资关节外科医师、护士及康复专业人员迫切需要通俗易懂、图文并茂的有关人工关节治疗的参考书。本书由全印度医学科学学院的著名关节外科专家钱德拉·谢卡尔·亚达夫教授团队编写，内容全面深入，叙述简洁明了，读来通俗易懂。我们希望通过翻译这本关节外科图书，将其精华介绍给国内从事关节外科的同道，以提高国内关节外科的诊治水平。希望本书能够对从事关节外科专业的同仁们，特别是从事关节外科学研究的年轻学者们有所帮助。

感谢全印度医学科学学院的钱德拉·谢卡尔·亚达夫教授团队在

人工髋、膝关节置换领域的辛勤付出，对他们将临床技巧和成功经验无私奉献的精神深表敬意！

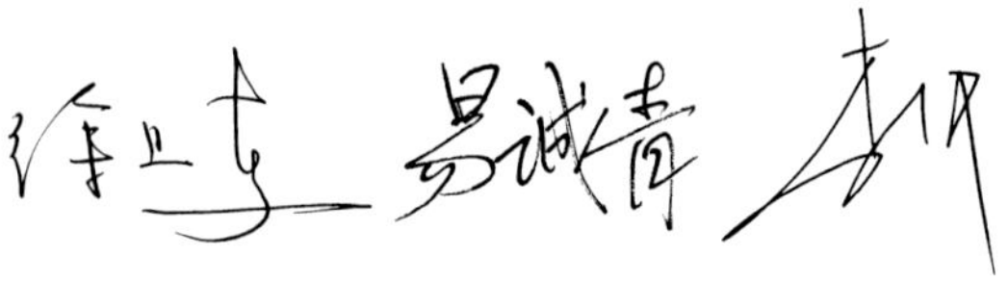

序 言

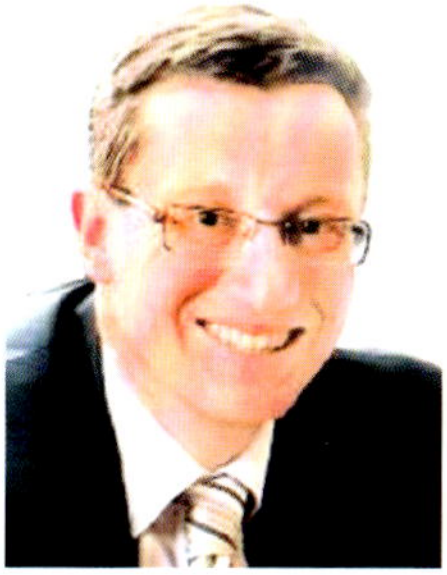

随着印度髋、膝关节置换术的迅速发展，对初级外科医师的培训显得十分重要，须增进他们对手术原理的了解。《实用髋、膝关节置换术：要点与技巧》一书的优点在于：详细介绍了常规髋、膝关节置换的概念和技术。本书配有丰富的插图，阐述了关节置换的原理，包括手术技术和并发症。我认为，这本书在提高髋、膝关节置换术的技能方面具有非常好的实用价值。我向您推荐：将这本书作为了解髋、膝关节置换术的必备参考，其可以帮助您处理从基础水平到更加复杂的初次关节置换的问题。

无论是初学者还是经验丰富的外科医师，都能从本书中找到很多值得学习的知识，并且能从关节置换手术相关的一些争议问题中获得新的了解。本书没有对植入物的选择或技术做出主观判断或提出意见，但在不同植入物的选择和手术技术的利弊方面，提供了较为平衡的建议。

Ross Crawford

生物医学工程系教授(骨科研究所)

机械制造与医学工程学院

昆士兰科技大学，澳大利亚

骨科主任

马特成人医院

南布里斯班老城4101，澳大利亚

前言

很高兴向大家推荐《实用髋、膝关节置换术：要点与技巧》一书。市场上有很多关于关节置换术的图书，但通常都聚焦在关节置换术的一个关键细节。我们需要有一本专门介绍髋、膝关节置换术简单实用方法的参考书。本书用通俗易懂的语言介绍了从基础到最新进展，以及当前争议的所有信息，即使在偏远地区工作的骨科医师也能看懂理解，并遵循书中讲述的关节置换理念。在编写本书的过程中，编者始终以这个目标为努力方向。本书将为想要了解和学习关节置换术的研究生、住院医师、主治医师和其他外科医师提供帮助。这些人由于职位、年龄或其他原因，导致在工作中缺少导师的指导，抑或是羞于提问并表述自己对关节置换术的疑问。本书不能取代关节置换或骨科的标准教科书，但可作为手册，对初级关节置换外科医师在手术室、院内外开展临床实践提供帮助。

Chandra Shekhar Yadav

Ashok Kumar

Sanjay Yadav

谨以此书献给

我的患者、祝福者和家人

——Chandra Shekhar Yadav

我的父母、亲爱的妻子(Sharda)、儿子(Anikait 和 Krish)和哥哥(Subhash)

——Ashok Kumar

我的父母、妻子(Swati)、老师和患者

——Sanjay Yadav

目录

第 1 部分

髋关节置换术

第 1 章

应用解剖学

■ 髋关节

类型：多轴球窝滑膜关节。

组成髋关节的骨性结构

- 髋臼：位于骨盆两侧，髂骨、耻骨和坐骨融合处。髋臼有内壁（F，底部）、前壁（A）、后壁（P）和顶部（D，负重区域）（图 1.1）。下方缺损，称作髋臼切迹，是髋臼横韧带（TAL）走行的区域。正常髋臼有 20°前倾。
- 股骨：股骨头（图 1.2）与髋臼相关节，颈部相对于冠状面呈前倾 15°。
- 关节囊：向近端延伸至髋臼和髋臼横韧带，围绕股骨颈向前下方止于转子间线，向后下方止于转子间嵴上方约 1cm 处。
- 髋臼唇：它是一种纤维软骨环，可提升髋臼周缘，参与构成髋臼横韧带。
- 活动度：屈曲（0~130°）、伸直（0~20°）、外展（0~40°）、内收（0~30°）、内旋（0~35°）、外旋（0~45°）和旋转运动。
- 血供：髋关节的血液供应由闭孔动脉的分支，旋股内、外侧动脉，臀上、臀下动脉和股深动脉的第一穿支提供。
- 臀下动脉：由梨状肌下孔穿出，在分离臀大肌近端肌纤维时可能损伤其分支。

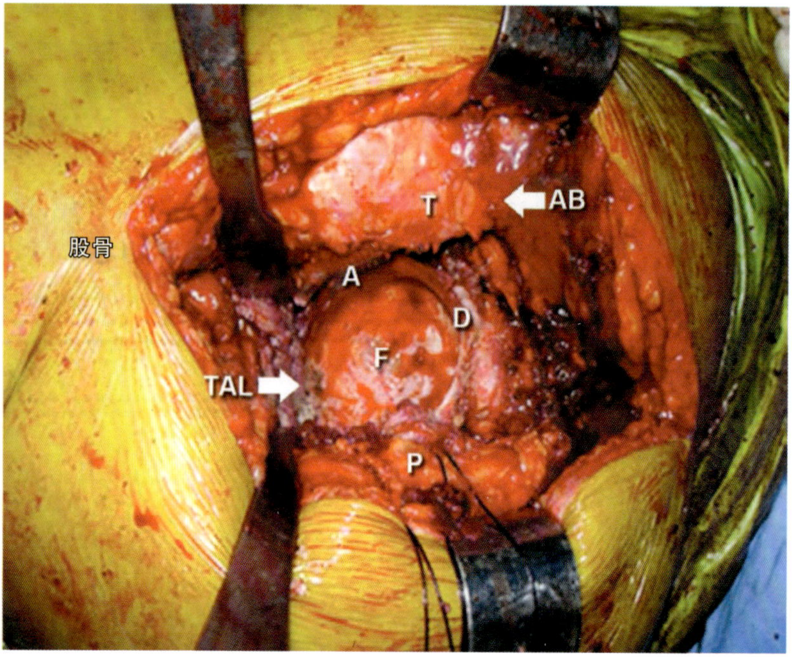

图 1.1　前壁(A)、后壁(P)、顶部(D)、底部(F)和髋臼横韧带(TAL);附着于股骨转子(T)尖端的外展肌(AB)。

• 股方肌的血供:在切断股方肌肌纤维时,旋股外侧动脉的分支可能会出血。

神经支配

由股神经、闭孔神经、臀上皮神经,以及支配股方肌的神经构成。

坐骨神经:经过骨盆,包裹于脂肪组织中,经坐骨大切迹沿大腿后方走行于短外旋肌群表面。在穿行入臀大肌股骨附着点下方之前,坐骨神经途经上孖肌(SG)、闭孔内肌(OI)、下孖肌(IG)和股方肌(QF)(图 1.3)。

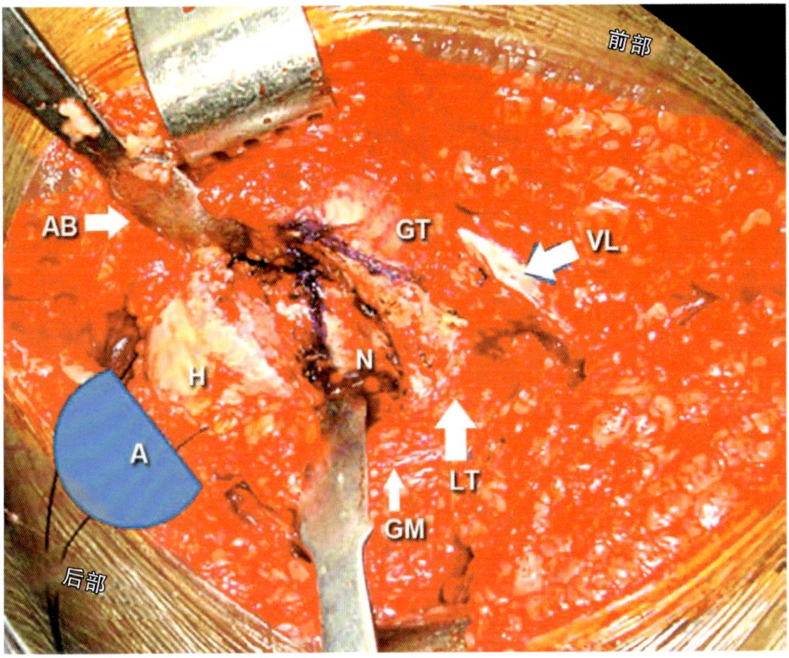

图 1.2　股骨头(H,球部),髋臼(A,臼杯),颈部(N),大转子(GT),小转子(LT),臀大肌(GM),股外侧肌(VL)附着于大转子基底部,Hohmann 拉钩置于外展肌(AB)大转子尖端止点处。

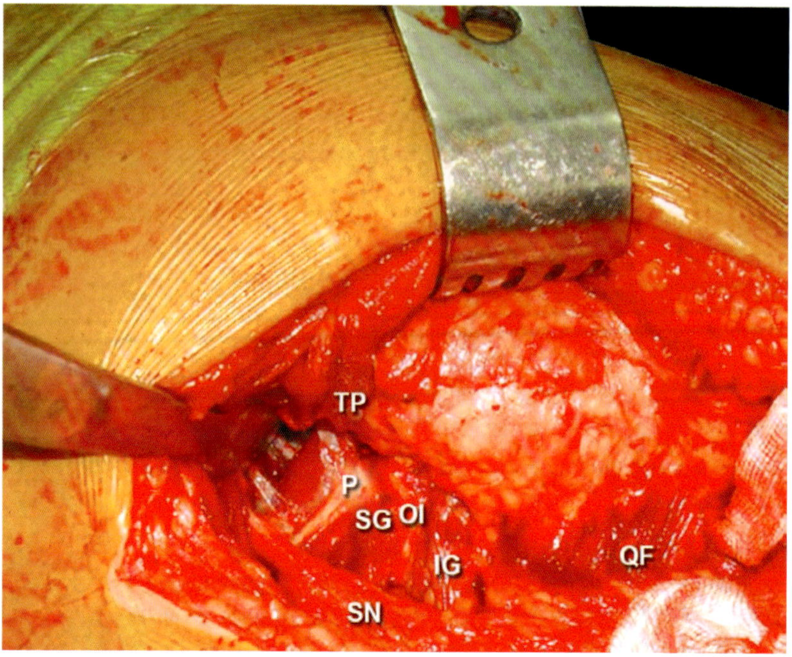

图1.3 转子尖端(TP)、梨状肌肌腱(P)、上孖肌(SG)、闭孔内肌(OI)、下孖肌(IG)、股方肌(QF)和坐骨神经(SN)。

(李甲 徐卫东 译)

第 2 章

髋关节置换术的历史和生物力学

历史

关节置换术经历了四个不同的发展时期。

1.全髋关节置换的早期阶段

这一阶段的重点是如何通过不同的材料(黄金、筋膜、玻璃、金属)和方法成功地进行关节置换术。

• 髋关节置换的首次尝试来自柏林的 Gluck(德国,1880),他发明了象牙假体[1],结果以失败告终。第二次尝试是法国巴黎的 Jules Pean (1890),他采用铂金假体,也同样遭遇了失败。

• 1912 年,Robert Jones 进行了中置式髋关节置换术(金箔材料)。

• 1921 年,Smith-Peterson 采用铸造的人工关节(玻璃材料),通过适度的康复锻炼,诱导松质骨表面渗出的纤维蛋白凝块化生为纤维软骨,从而重建关节面。该假体的主要问题是玻璃碎裂[2]。

• 改良 Smith-Peterson 臼杯成形术(Aufranc)是本阶段的标准髋关节重建方法[2]。

2.现代全髋关节置换术的早期阶段

这一时期出现了多种不同类型的假体,但由于材料和设计缺陷,并发症发生率普遍较高。骨水泥和高密度聚乙烯也在这一时期引入。

• Judet 采用热固化丙烯酸股骨头假体。该假体的主要问题是丙烯酸球头的碎裂和磨损、组织反应和骨破坏[3]。

• Moore[4]和 Thompson[5]采用金属材料的假体，相关并发症是髋臼假体腐蚀和股骨侧骨量丢失（图 2.1）。

• Charnley[6]首次提出了低磨损关节置换的概念，并采用聚乙烯臼杯搭配骨水泥柄。最初的假体设计由聚四氟乙烯臼杯和不锈钢股骨假体柄组成。球头尺寸（图 2.2）为 22.2mm，假体采用聚甲基丙烯酸甲酯（PMMA）固定。该假体的问题是"聚乙烯磨损颗粒"和无菌性松动[6]。

3.标准的全髋关节置换术

标准的现代全髋关节置换假体采用金属对超高密度聚乙烯界面搭配骨水泥（图 2.3）或非骨水泥柄。

• 改进骨水泥技术。

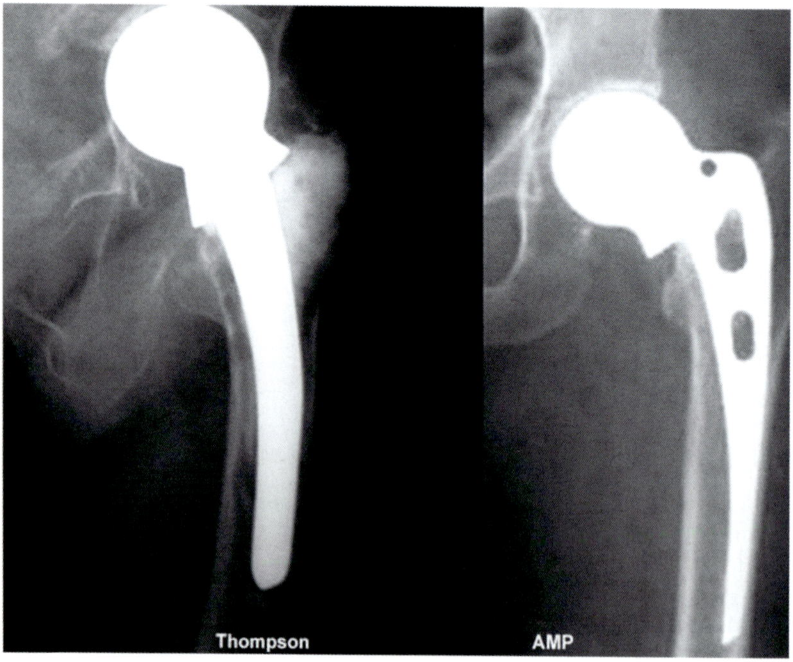

图 2.1　Thompson 和 AMP 假体，假体柄已出现内翻。

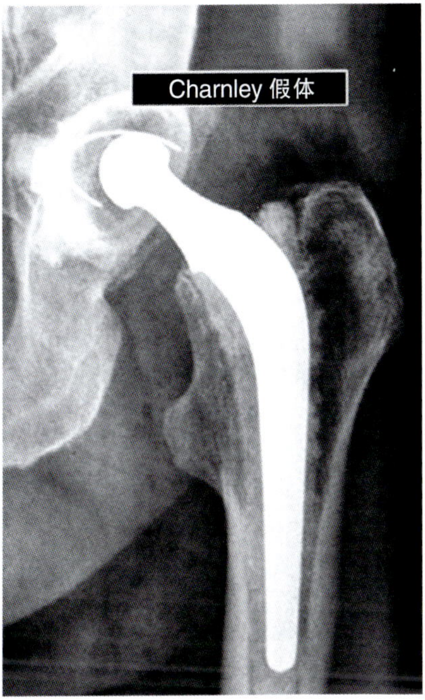

图 2.2 Charnley 骨水泥假体。

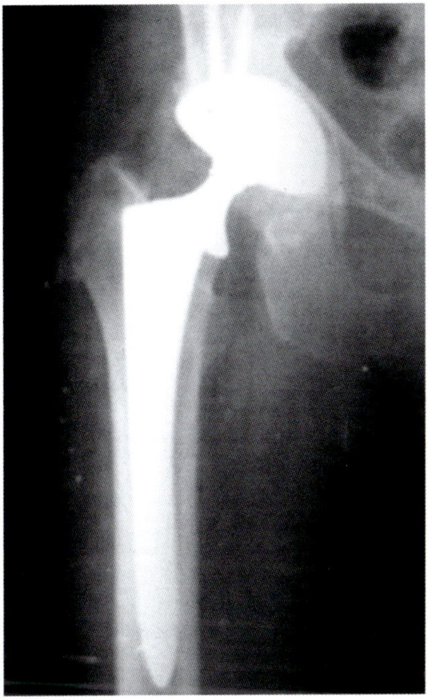

图 2.3 28mm 球头的非骨水泥全髋置换假体。

- 引入大直径球头(图 2.4)。
- 引入压配或多孔涂层,以及羟基磷灰石涂层的非骨水泥柄。

4.目前的全髋关节置换术

重点是改进摩擦界面(金属、陶瓷、高交联聚乙烯)。

- 金属对金属(臼杯、内衬和球头均为金属材料)(图 2.4)。
- 金属对聚乙烯(金属臼杯,高交联聚乙烯内衬搭配金属球头)(图 2.5)。
- 陶瓷对聚乙烯(金属臼杯,高交联聚乙烯内衬搭配陶瓷球头)。
- 陶瓷对陶瓷(金属臼杯,陶瓷内衬搭配陶瓷球头)(图 2.5)。

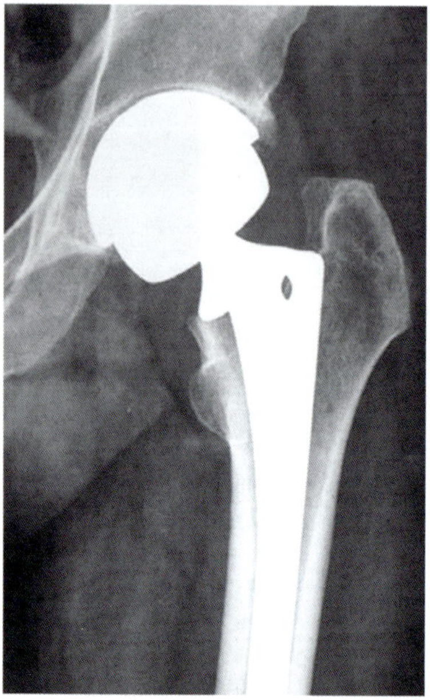

图 2.4 大直径金属对金属非骨水泥全髋置换。

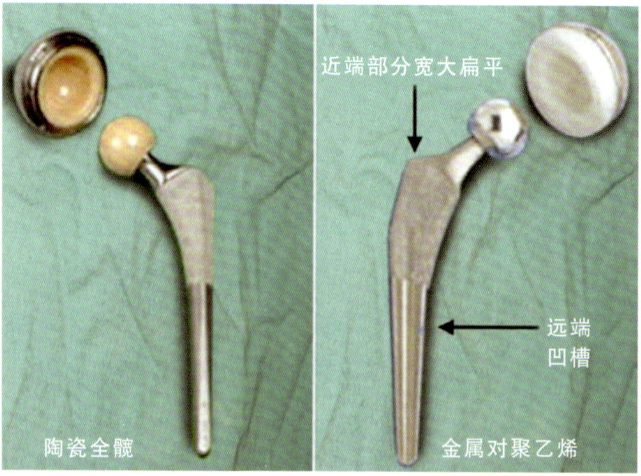

图 2.5 陶瓷对陶瓷，金属对聚乙烯界面搭配干骺端/近端压配柄。

生物力学

髋关节负荷

在单腿站立相，为维持骨盆的姿势，外展肌需要产生 2.5 倍以上的力量，用以平衡体重作用于髋关节的重力。

- 正常髋关节：体重杠杆力臂与外展肌杠杆力臂的比例为 2.5:1。
- 髋关节炎：体重杠杆力臂与外展肌杠杆力臂的比例可能达到 4:1。
- 人工关节：体重杠杆力臂与外展肌杠杆力臂的比例可降至 1:1，人工关节降低了髋关节 30%的总负荷。通过增加外展肌杠杆力臂，可减少关节本身的应力。

旋转稳定性

圆形的股骨柄，近端增宽，远端凹槽，表面粗糙和广泛的多孔涂层提高了旋转稳定性。

球头中心（髋关节旋转中心）

股骨头的解剖中心是关节应力最小的理想位置。中心的内侧或上外侧产生比解剖中心更多的压力。

球头的旋转中心由以下三个因素决定。

（1）垂直偏心距（垂直高度）：从球头中心到小转子水平的垂直距离（图 2.6）。患侧肢体短缩程度可以通过与健侧垂直偏心距对比进行计算。

（2）偏心距（水平偏心距）：从股骨头中心到通过股骨柄或髓腔近端轴线的水平距离（图 2.7 和图 2.8）。

（3）股骨颈前倾角（前向偏心距）：股骨颈相对于冠状面的角度。正常前倾角：10°~15°（人工关节应恢复正常的前倾角）。

髋关节内翻减少了垂直偏心距并增加了水平偏心距，而髋外翻增加了垂直偏心距并减小了水平偏心距。

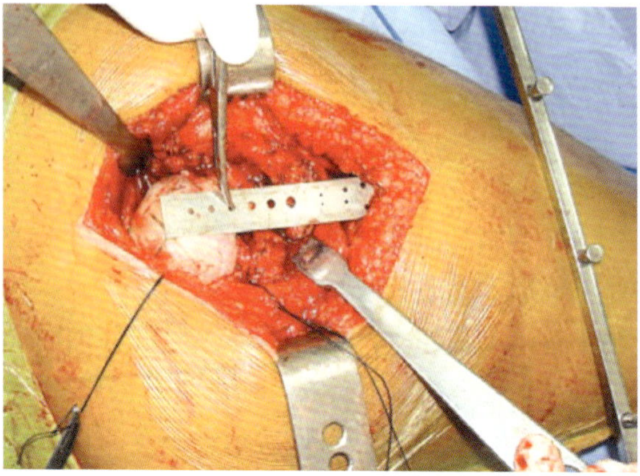

图 2.6 从股骨头中心到小转子的距离。

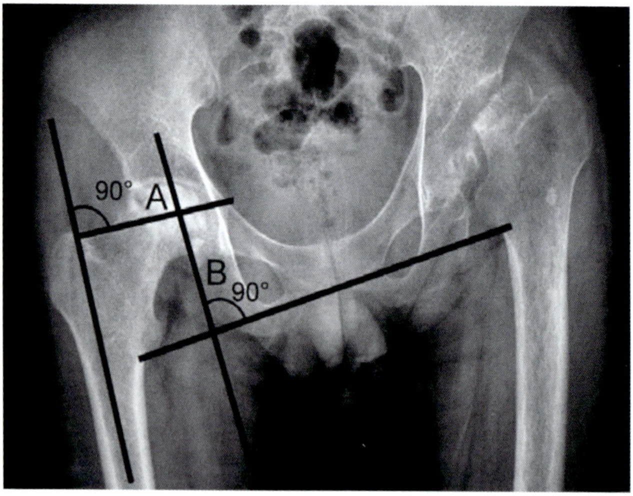

图 2.7 A=水平偏心距，B=垂直偏心距。

球头直径

大直径球头

• 更大的活动度：32mm 的球头比 28mm 的球头增加 8°~10°的屈曲活动度[7]。

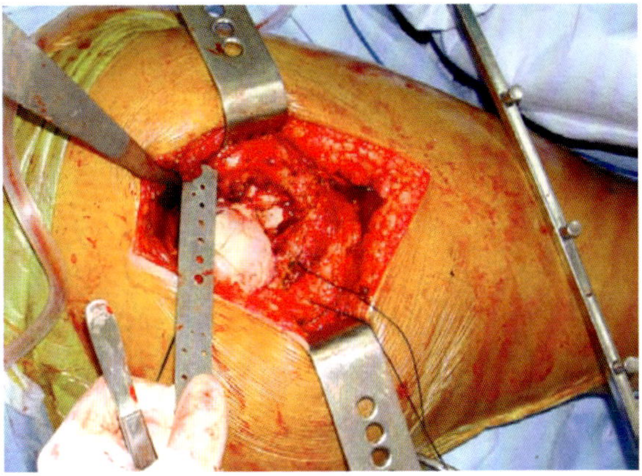

图 2.8　从股骨头中心到大转子顶点的水平偏心距(距离),与通过股骨柄或髓腔的轴线呈直角。

- 更稳定:脱位前需要更多的移动距离——"跳跃距离"。
- 与搭配长颈的 28mm 球头或搭配长颈 (圆形或非椭圆形或非梯形颈)的裙边球头(大号球头)相比,搭配梯形颈的大头设计(全现代假体)发生撞击的情况明显减少。

目前的臼杯在设计上具有与球头半径相等的深度和倾斜的边缘(Charnley 臼杯均不存在)。所以采用大头,可减少撞击,增加活动度。

摩擦系数

摩擦系数用于量化在一件物体上面移动另一件物体时产生的摩擦阻力。正常关节的摩擦系数:0.008~0.02;金属对金属:0.8;金属对高密度聚乙烯:0.02;陶瓷对聚乙烯较低;陶瓷对陶瓷几乎与正常关节相等。

磨损

磨损是指假体关节活动界面的材料损失。原因可能是磨蚀、胶粘和疲劳(在 TKR 中更重要)。

三体磨损[8](第三体)是一种磨蚀,发生原因是在滑动表面之间残留碎屑颗粒。线性磨损采用连续 X 线测量,比数字 X 线和计算机辅助测量效果好。钴铬合金头搭配超高分子量聚乙烯髋臼内衬的平均磨损量为0.10mm/年。

聚乙烯磨损

厚度低于5mm的聚乙烯早期磨损的风险较高。球头直径越大，产生的体积磨损越大，而球头直径越小，产生的点接触磨损越大。然而，高交联聚乙烯大直径球头可产生最小的聚乙烯磨损。通过γ射线或电子束形成聚乙烯分子交联，是目前已知的大幅度减少聚乙烯界面磨损的方法，其磨损减少程度与交联量呈正比。第二代高交联聚乙烯，如使用连续退火技术饱和自由基的X3聚乙烯(Stryker)，以及使用维生素E作为自由基清除剂的EPoly(Biomet, Warsaw, IN)均已上市。高交联聚乙烯的优点[9]包括：增加耐磨性，提高抗氧化性，降低对三体磨损的敏感性，保留了与现有超高分子量聚乙烯相似的操作性能。文献报道的高交联聚乙烯的平均磨损率为0.022mm/年，而超高分子量聚乙烯为0.085mm/年[9]。

金属磨损：由于表面钝化氧化膜的形成，金属会出现氧化磨损。随着关节运动，这层氧化膜反复清除和再生，最终导致金属表面逐渐粗糙化。金属对金属的年线性磨损率为0.004mm，金属对聚乙烯为0.1~0.4mm。

陶瓷磨损：氧化铝和氧化锆陶瓷比金属硬，并且以氧化态存在，因此，不容易出现氧化磨损。陶瓷对聚乙烯的年线性磨损率为0.05~0.1mm，陶瓷对陶瓷为0.002mm。

液膜：是金属头和臼杯之间形成的一层薄膜(边界润滑剂)，可以减少界面之间的摩擦。

假体骨丢失(应力遮挡)(图2.9)：由于应力遮挡(假体的载荷较骨质多)，在假体植入的前两年内会发生适应性骨重建。假体骨丢失将会产生松动(图2.9)，并且可能导致假体或股骨骨折。假体骨丢失发生的部位通常在股骨柄的近端，带有广泛多孔涂层的柄或沿着长柄的远端。目前最好的检测方式是通过DEXA扫描测量骨密度。结果显示在前3~4个月内假体周围骨密度迅速下降，大约一年达到稳定，在接下来的5~6年维持相同的状态[10]。阿仑膦酸钠[11]已证实具有降低假体周围骨丢失的作用。保留软骨下骨，采用厚度在5mm以上的聚乙烯搭配金属臼杯可减少髋臼假体松动。

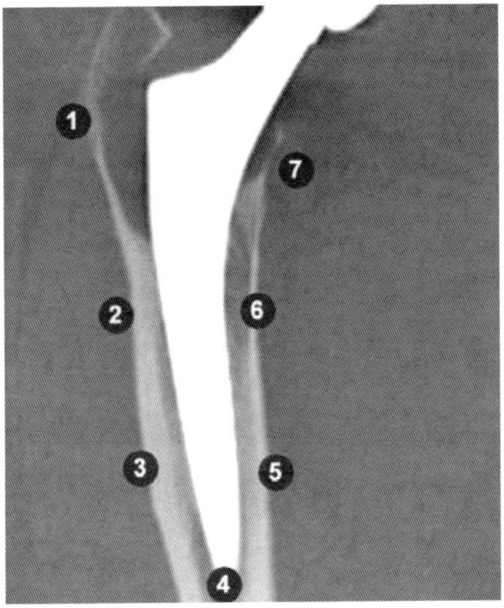

图 2.9 股骨假体近端周围骨溶解的区域(Gruen 1~7 区)。

(李甲 徐卫东 译)

参考文献

1. Fischer LP, Planchamp W, Fischer B, Chauvin F. The first total hip prostheses (1890) Hist Sci Med 2000; 34:51-70.
2. Smith-Petersen MN. Evolution of mould arthroplasty of the hip. J Bone Joint Surg 1948; 30:59-70.
3. Judet R, Judet J. Technique and results with acrylic femoral head prosthesis. J Bone Joint Surg Am 1952; 34:173-9.
4. Moore AT. The self-locking metal hip prosthesis. J Bone Joint Surg Am 1957; 39:811-20.
5. Thompson FR. Two and a half years' experience with a Vitallium intramedullary hip prosthesis. J Bone Joint Surg Am 1954; 36:489-99.
6. Charnley J. Arthroplasty of the hip: a new operation. Lancet 1961; 1:1129-36.
7. Burroughs BR, Hallstrom B, Golladay GJ, et al. Range of motion and stability in total hip arthroplasty with 28, 32, 38 and 44 mm femoral head sizes: an in vitro study. J Arthropl 2005;20:11.
8. Bragdon CR, Jasty M, Muratoglu OK, et al. Third body wear of highly cross-linked polyethylene in a hip simulator. J Arthropl 2003;18:553.
9. Rajadhyaksha AD, Brotea C, Cheung Y, Kuhn C, PA-C, Ramakrishnan R, Zelicof SB. Five-year comparative study of highly cross-linked (crossfire) and traditional polyethylene. The Journal of Arthroplasty 2009; 24(2): 161-7.

10. Venesmaa PK, Kröger HP, Jurvelin JS, et al. Periprosthetic bone loss after cemented total hip arthroplasty: a prospective 5-year dual energy radiographic absorptiometry study of 15 patients. Acta Orthop Scand 2003;74(1):31–6.
11. Tapaninen TS, Venesmaa PK, Jurvelin JS, Miettinen HJA, Kröger HPJ. Alendronate reduces periprosthetic bone loss after uncemented primary total hip arthroplasty – a 5-year follow-up of 16 patients. Scandinavian Journal of Surgery 2010; 99: 32–7.

第 3 章

假体和骨水泥

股骨假体

股骨假体大致分为骨水泥和非骨水泥两种。非骨水泥柄的多孔表面可实现骨长入,或通过表面压配实现骨在假体表面的微整合。

垂直偏心距:由假体基本颈长加试模球头颈长(“加头”增加距离,“减头”减小距离)决定。同时也受到股骨颈截骨水平和股骨柄插入深度的影响(骨水泥柄更明显)。

偏心距(水平偏心距):主要取决于股骨柄的设计。目前股骨柄偏心距主要有 132°(正常)和 127°(偏高)。

前倾角:主要根据小转子的位置来决定,与骨水泥假体相比,非骨水泥假体的可调节性较小。解剖柄具有一定程度的自带前倾。

骨水泥柄

最常用的骨水泥柄由钴铬合金制成,具有很高的弹性模量,可以减少近端骨水泥柄的应力。股骨柄的横截面两侧较宽,在承受压应力时将负荷转移至近端骨水泥柄。带领的股骨柄有助于确定假体的插入深度。以往认为表面粗糙或压配的股骨柄有助于改善骨水泥和植入物黏合,但后来发现会产生更多的碎屑和松动。目前标准的骨水泥股骨假体是抛光无领设计。Exeter 柄是抛光无领双锥形柄,是非骨水泥柄中的金标准。图 3.1 列举了几种骨水泥假体柄。股骨柄应占据股骨髓腔横截面的 80%以上,其最佳

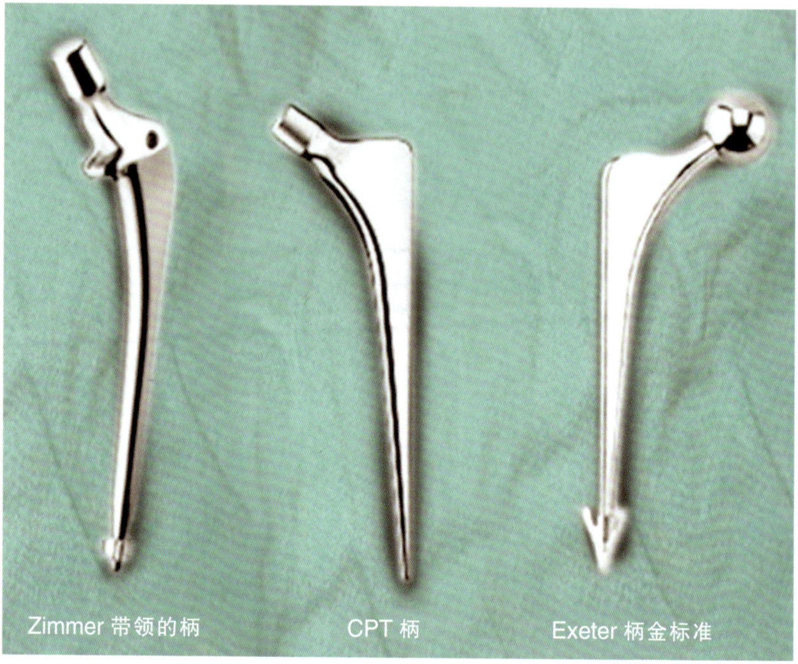

图 3.1 不同的骨水泥柄。

骨水泥厚度在近端为4mm，远端为2mm(图 3.2)。使用远端水泥限深器(通常为12~14mm)或远端髓腔塞，并将股骨柄中置于股骨髓腔，有助于获得均匀的水泥柄。目前常用的股骨柄设计长度通常为120~200mm。需要使用长柄的情况：髋关节翻修术，或者桥接由于去除螺钉或内固定装置而造成皮质穿孔，骨折或骨薄弱处。骨水泥和非骨水泥髋关节假体的优缺点见表3.1。图3.3显示了感染性和无菌性松动。

非骨水泥柄

非骨水泥柄适用于活动需要高的年轻患者、中年患者，以及骨量较好的老年患者。假体的长期稳定是通过股骨柄周围的骨长入来提供的。大多数非骨水泥假体都是近端固定的。长柄假体(图 3.5B)是远端固定的(用于髋关节翻修)。骨长入的两个前提条件包括手术即刻假体的初始稳定和假体多孔表面与宿主骨之间的紧密接触。图3.4展示了各种非骨水泥柄。

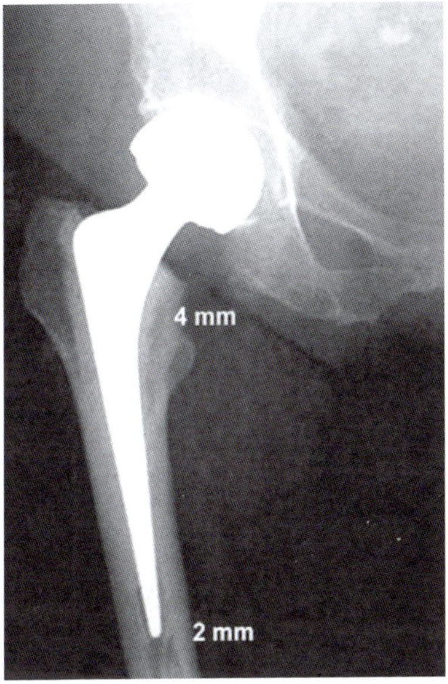

图 3.2　固定良好的 Exeter 骨水泥柄。

表 3.1　临床报道的骨水泥和非骨水泥髋关节假体的优缺点

	骨水泥髋关节假体	非骨水泥髋关节假体
优点	• 获得即刻稳定 • 允许早期活动 • 水泥可以填补最小的股骨或髋臼骨丢失/缺损而无需植骨 • 价格便宜 • 肢体长度和股骨前倾可以在骨水泥固定时进行调整	• 允许通过直接骨–植入物骨整合进行固定 • 翻修简单 • 不存在骨水泥相关问题
缺点	• 技术要求(需要专业的骨水泥技术) • 无菌性松动(图 3.3B) • 水泥折断/碎裂 • 水泥相关问题:脂肪栓塞 • 由于去除水泥和骨丢失,翻修变得困难	• 比骨水泥假体更贵 • 需要 3~6 周的无负重活动,以利于骨长入 • 有时股骨柄取出较骨水泥柄困难

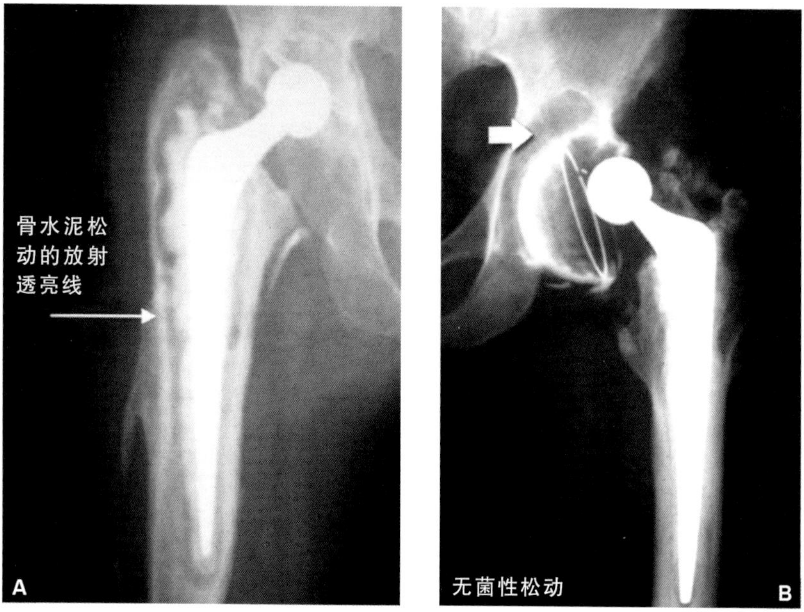

图3.3 (A)骨水泥柄感染性松动;(B)髋臼(箭头)和股骨组件的无菌性松动。

非骨水泥多孔涂层:常规涂层包括钛丝或钛珠喷涂的多孔表面和烧结的钴铬合金表面。钛具有优良的生物相容性、较高的疲劳强度和较低的弹性模量。但钛材料具有缺痕敏感性的特点,因此,多孔涂层应限于股骨柄的近端增宽部分,并且避免出现在股骨柄外侧张力缘。主要问题包括多孔植入物的疲劳强度、金属离子释放和股骨重建不良。广泛涂层的假体对股骨重塑产生不利影响,还会产生应力遮挡和大腿疼痛(AML 和 Solution 柄)。因此,涂层应限制在近端部分,尤其是初次髋关节置换手术。

但全涂层的柄在翻修和骨质疏松的患者中非常有用,因为这些患者股骨近端或干骺端的固定常常存在问题(图3.5)。

非骨水泥柄有以下两种基本形状。

解剖柄:根据股骨髓腔的几何形状,有一个干骺端的后弓和一个可变的股骨干前弓。植入假体时必须重建前倾角,以区分左右侧股骨柄,为获得良好的压配,常需对髓腔进行少量的过度锉磨。理论上能够将应力传递至所接触的最大面积,模拟股骨的正常应变传递模式,因此可以获得长期

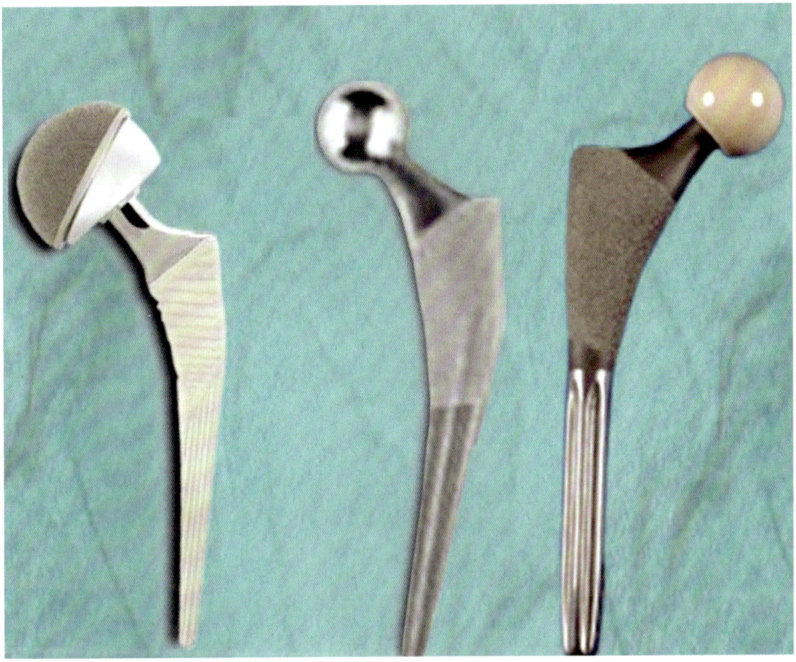

图 3.4 不同的非骨水泥柄。

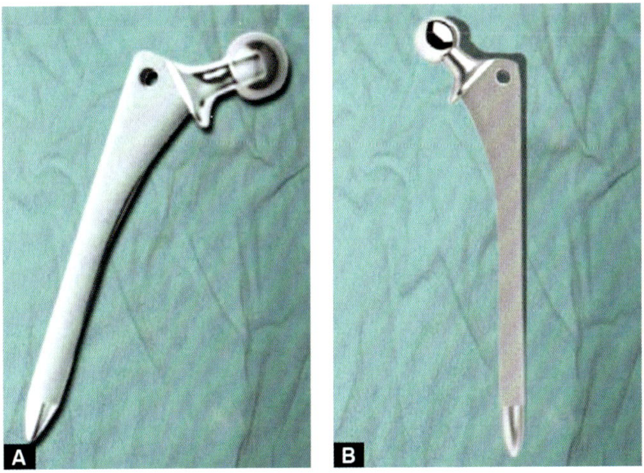

图 3.5 (A)AML 柄;(B)Solution 柄。

稳定。

直柄(图 3.4):该柄的横截面对称,两边均可固定。在设计上可以是靠近端固定的锥形柄或是两边平行近端较窄的长柄(近端和远端稳定)。直柄假体主要通过其外形获得轴向/旋转稳定性。由于在股骨髓腔的处理上更加精细,直柄假体具有更好的稳定性。

非骨水泥压配柄

这种假体柄的表面粗糙,在假体压配的过程中,能够促进骨小梁嵌入表面粗糙的孔隙内,从而获得即刻手术稳定性。如果没有额外的羟基磷灰石涂层,则无法产生骨长入。

组配柄(图 3.6)

这些假体适用于近端和远端不匹配。它们在设计上有独立于骨干之外的干骺端和颈部,可用于因手术、创伤、先天性弓形及髋关节翻修而造

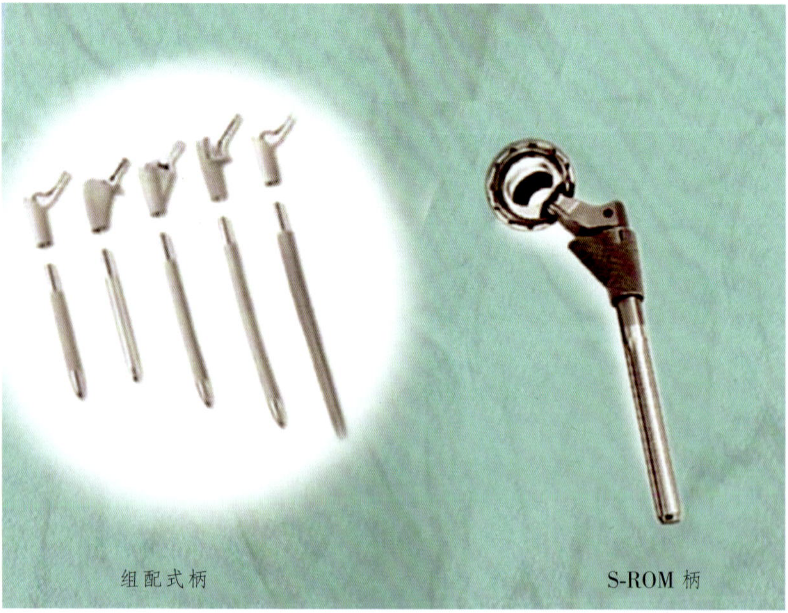

图 3.6 多功能模块化定制髋关节系统。

成的股骨近端畸形的患者。

定制股骨假体(图3.6)

因创伤、肿瘤、发育性疾病(DDH需要小号假体柄)或翻修手术(股骨距替代假体)而导致的畸形或骨缺损患者需要定制的或专门的股骨假体。

髋臼假体

髋臼假体主要分为骨水泥髋臼杯和非骨水泥髋臼杯。

骨水泥髋臼杯(图3.7)

对于初学者而言,假体的长期生存率仍然是主要问题。因此,骨水泥髋臼杯是老年低需求患者、肿瘤手术、严重骨质疏松和翻修手术(需要广

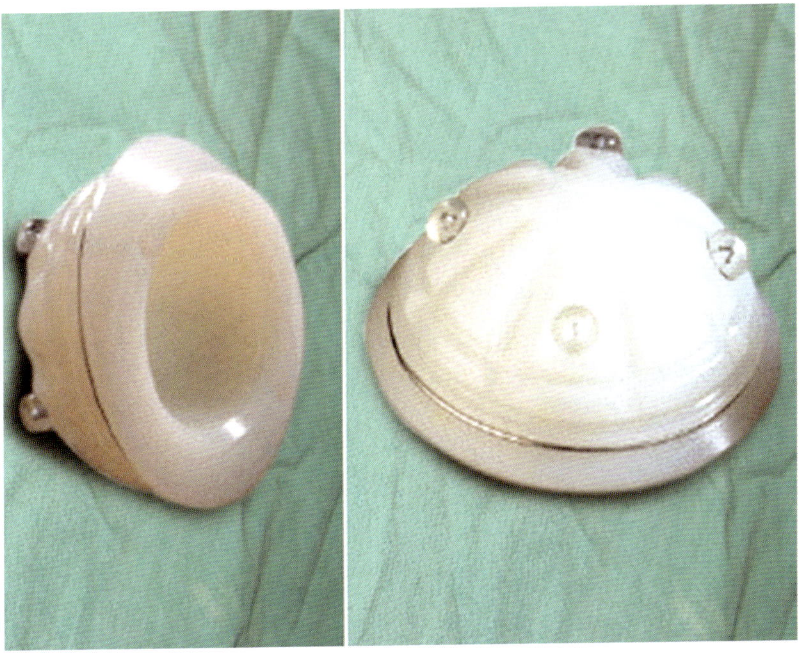

图3.7 Exeter骨水泥髋臼杯,表面有凸起的PMMA间隔设计。

泛骨移植)的首选。但目前该臼杯在世界许多地区的各个年龄段都有使用。在设计上,臼杯由超高密度(UHD)的聚乙烯制成,周边有凸缘用于对水泥柄加压,外表面有垂直和水平凹槽,以增加骨水泥的稳定性,杯体有内嵌金属标记线,用于术后 X 线评估臼杯的位置。表面 3mm 的 PMMA 间隔设计有助于形成一个均匀的骨水泥柄,并防止“下沉现象”(骨水泥被推出杯子下方,导致骨水泥柄变薄)。

非骨水泥髋臼杯(图 3.8)

具有超高密度聚乙烯或交联聚乙烯喷涂多孔材料的非骨水泥臼杯已成为现代非骨水泥全髋关节置换术的标准。应用螺钉、立柱/钉获得的初始固定(在此附近发生最大程度的骨长入),或无螺钉的增大的外周压配缘,可促进骨整合的发生。髋臼杯的尺寸范围为 40~75mm,通过聚乙烯内衬匹配不同尺寸的股骨头(22~36mm)。聚乙烯内衬通过塑料凸缘和金属丝环固定在金属外杯上。聚乙烯的厚度应>5mm,以减少磨损导致的髋臼松动。通常,聚乙烯具有后上方隆起的高边(聚乙烯内衬的凸缘部分),从而提供额外的稳定性。高边应置于臼杯的后上方或上方。

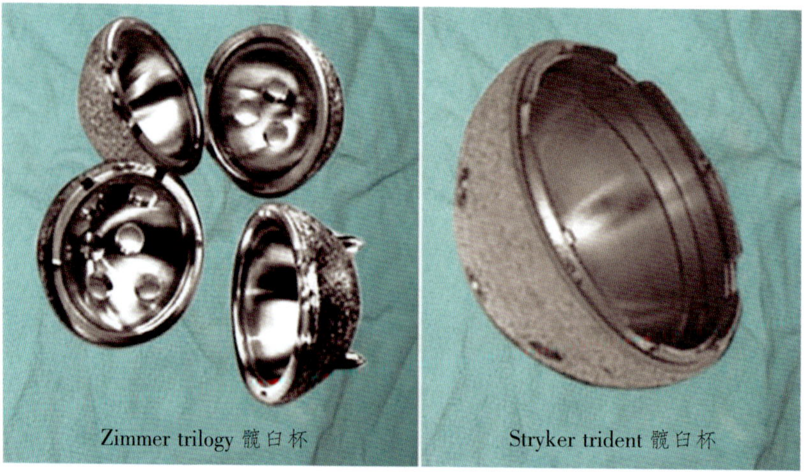

图 3.8 非骨水泥髋臼杯。

陶瓷对陶瓷髋关节(图 3.9)

表 3.2 列出了新老设计陶瓷假体与材料相关的优点和问题。

响声

文献报道的氧化铝陶瓷假体出现响声的发生率差异很大(0.3%~20.9%)[4,5,7]。

基本病因:通过回收假体的研究发现,微分离、边缘载荷和条纹磨损的出现是响声产生的三个可能原因[8]。

以下三个因素可能对上述导致响声产生的三个基本原因产生促进作

表 3.2　临床报道陶瓷植入物与材料相关的优点和问题

	传统设计	当前设计(1994 年以后;第三代)
材料	材料缺陷[1,2]	材料改进[3]
	• 孔隙率高	• 密度更高
	• 晶粒尺寸较大	• 纯度更高
	• 密度陶瓷低	• 颗粒更小
问题	• 骨折率高(13.4%)	• 骨折发生率低(4:100 000 或 0.004%)[3]
	• 骨溶解[2]	• 响声(0.3%~20.9%)[4,5]
		• 骨溶解(1.4%)[6]

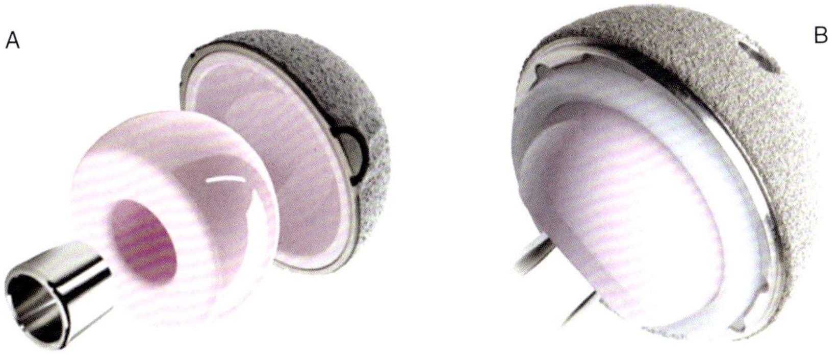

图 3.9　(A)陶瓷对陶瓷髋关节假体;(B)陶瓷对聚乙烯髋关节假体。

用[9]。

• 手术相关因素：假体位置不当可能会导致关节界面处的润滑不足，或由于接触应力振动导致摩擦产生响声。由于臼杯前倾不足、撞击或摩擦界面的三体碎屑等原因，响声可能被进一步放大。

• 患者相关因素：包括年轻患者，身高和体重较大，以及体力活动较多。

• 假体相关因素：假体的设计和材料也起着重要的作用。研究显示，Delta 陶瓷比 Forte 陶瓷出现响声的概率更低。

撞击声

可能的原因包括硬对硬界面的摩擦、软组织嵌顿或移位[7]。

金属对金属全髋关节置换术(图 3.10)

金属对金属全髋关节假体的潜在优势包括大直径球头的使用(更好

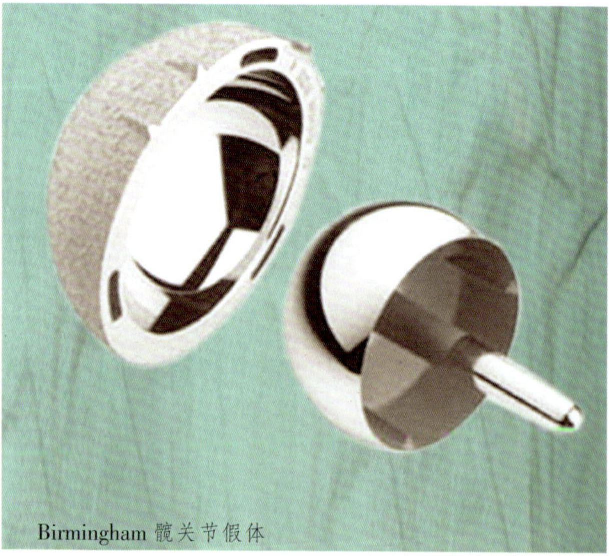

图 3.10 表面置换(MOM)假体。

的稳定性和更大的活动度)，降低磨损和骨溶解的发生率[10,11]。缺点包括血清和尿中金属离子水平升高、可能对人类产生致癌和致畸作用[12]、金属诱导的超敏反应[13]、早期局部炎症和疼痛伴弥漫性或血管周性淋巴细胞浸润(ALVAL-无菌性淋巴细胞性血管炎)、金属沉着病和假体失败。ASR 假体(强生关节)已经退出市场[20]。

髋关节表面置换与常规 THR 的比较(图 3.11)

最初关于金属对金属髋关节表面置换的报道是引人注目的，但与技术相关的假体失败逐渐出现在文献中。最初的文献更倾向于表面置换，但目前足够的文献显示，与传统 THR 相比，表面置换仅仅具有与之对等，甚至更差的结果(表 3.3)。目前这些假体已经退出市场。

股骨颈骨折：这是表面置换特有的并发症(图 3.11)。外科医师的经验

表 3.3　文献报道的表面置换与传统全髋关节置换的优缺点比较

	表面置换	传统全髋置换
优点	• 保留股骨侧骨量[14,15] • 减少应力遮挡[16,17] • 减少大腿痛[18] • 降低脱位率[18] • 减少骨溶解[19] • 改善生物力学[19] • 保留本体感觉 • 股骨侧翻修简单	• 技术要求较低 • 无保留股骨头的相关问题(股骨颈骨折、股骨头坏死) • 价格便宜(某些假体) • 大直径股骨头(36mm)对高交联聚乙烯界面提供相当的髋关节活动度、稳定性和耐久度
缺点	• 学习曲线长 • 股骨颈骨折(0~4%) • 对线不良 • 无菌性松动 • 不明原因的髋关节疼痛 • 与学习曲线相关并发症的翻修率升高 • 股骨头坏死 • 金属对金属界面问题	• 直径<36mm 的股骨头假体活动度小于表面置换假体 • 直径较小的假体更容易出现脱位(0.4%~5%)

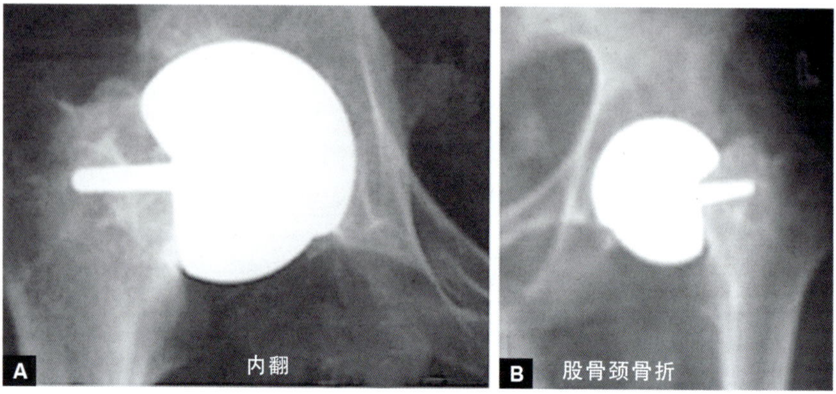

图 3.11 (A,B)表面置换的并发症。

是这一并发症的最重要因素。其他影响因素包括年龄、性别、体重指数、股骨颈切迹、股骨头囊肿、股骨颈延长和股骨假体内翻放置[21]。

骨水泥(图 3.12)

根据黏度不同,有以下三种类型的骨水泥。

(1)低黏度:有 3min 的较长等待阶段(黏性阶段),黏度在工作阶段迅速增加,并有 1~2min 的硬化阶段。外科医师必须迅速操作以进行固定。

(2)中等黏度:有 3min 的较长等待阶段;黏度在工作阶段缓慢增加,并有 1.5~2.5min 的硬化阶段。

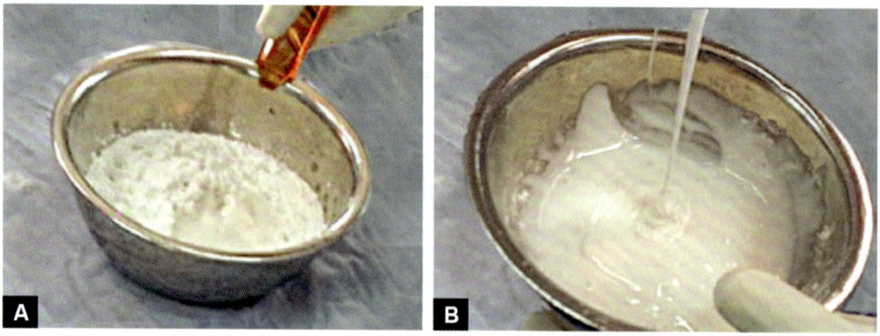

图 3.12 (A,B)骨水泥混合技术。

(3)高黏度：有等待阶段短、工作阶段长的特点。整个工作阶段黏度保持不变。外科医师有足够的时间进行固定。

据报道，绿色的 Palacos 水泥减少了等待成团的时间，提供了更好的可视度。Simplex P 具有更好的疲劳强度，Simplex P Speed Set 水泥具有较好的强度和较快的凝固时间。低黏度骨水泥主要用于 THR，用水泥枪(CMW3)注入。高黏度骨水泥用于 TKR，手动涂抹(CMW1)。低温(在储存和混合期间)和高湿会延长凝固时间，而高温会加速骨水泥的凝固。硬化阶段的温度可升高至 70℃~120℃(体外)并高达 56℃(体内 2~3min)。

骨水泥的功能：帮助固定假体，加强骨骼结构，将机械应力转移到骨上，并可能缓释抗生素(与水泥一起搅拌)。

现代骨水泥技术(图 3.13)：包括脉冲冲洗、髓腔刷(去除游离骨、血液或碎屑)、水泥塞(用于阻挡远端水泥)(图 3.13A)，用浸泡过氧化氢的纱布带填塞髓腔，股骨柄远端安装髓腔校正器(用于髓腔内导向)(图 3.13B)，骨水泥制备(通过真空搅拌、离心降低孔隙率)，以及用于逆行插入和加压的骨水泥枪(图 3.13C)。骨水泥的并发症包括由于脂肪或骨水泥加压引起的肺栓塞(多见于老年患者或卵圆孔未闭)、无菌性松动和断裂。

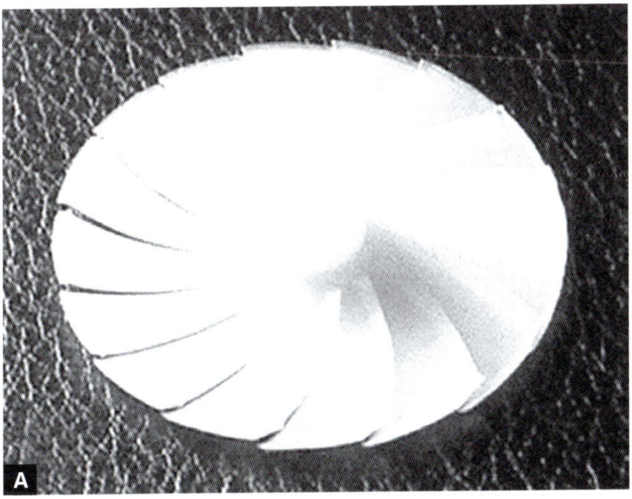

图 3.13　(A)远端髓腔塞。(待续)

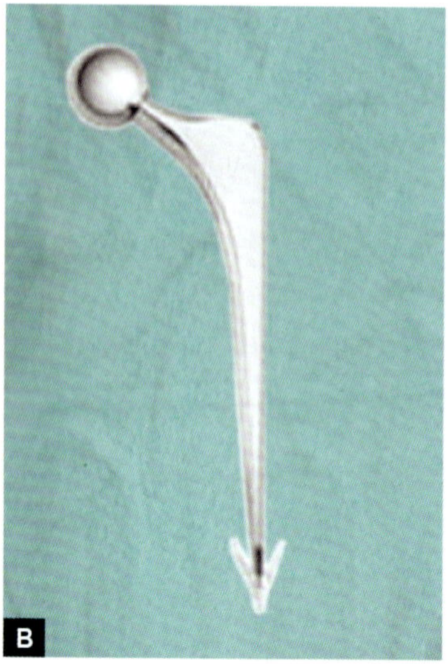

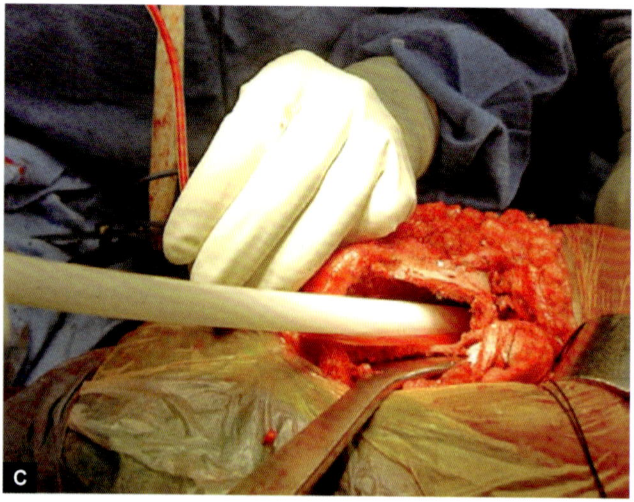

图 3.13(续) (B)骨水泥柄的远端校正器。(C)使用水泥枪,逆行灌装。

(李甲 徐卫东 译)

参考文献

1. Nizard R, Sedel L, Hannouoche D, et al. Alumina pairing in total hip replacement. J Bone Joint Surg Br 2005;87B:755.
2. Sedel L, Nizard R, Bizot P. Osteolysis and ceramic bearing surfaces. Clin Orthop 1998;349:273.
3. Joseph W. Greene, Arthur L. Malkani, Frank R. Kolisek, Nenette M. Jessup, MPH, Dale L, Baker BA. Ceramic-on-ceramic total hip arthroplasty. The Journal of Arthroplasty Vol. 24 No. 6 Suppl. 1 2009.
4. Walter WL, O'toole GC, Walter WK, et al. Squeaking in ceramic-on-ceramic hips: the importance of acetabular component orientation. J Arthroplasty 2007;22:496.
5. Keurentjes JC, Kuipers RM, Wever DJ, et al. High incidence of squeaking in THAs with alumina ceramic-on-ceramic bearings. Clin Orthop Relat Res 2008;466:1438.
6. D'Antonio JA, Capello WN, Manley MT. Alumina ceramic bearings for total hip arthroplasty: five-year results of a randomized study. Clin Orthop 2005;436:164.
7. Jarrett CA, Ranawat AS, Bruzzone M, et al. The squeaking hip: a phenomenon of ceramic-on-ceramic total hip arthroplasty. J Bone Joint Surg Am 2009;91:1344.
8. Glaser D, Komistek RD, Cates HE, et al. Clicking and squeaking: in vivo correlation of sound and separation for different bearing surfaces. J Bone Joint Surg Am 2008;90 (Suppl 4):112.
9. J Wesley Mesko, James A D'Antonio, William N Capello, Benjamin E Bierbaum, Marybeth Naughton. Ceramic-on-ceramic hip outcome at a 5- to 10-year interval has it lived up to its expectations? The Journal of Arthroplasty Vol. 00 No. 0 2010.
10. Schmalzried TP, Peters PC, Maurer BT, et al. Long duration metal-on-metal total hip arthroplasties with low wear of the articulating surfaces. J Arthroplasty 1996;11:322.
11. Sieber HP, Rieker CB, Kottig P. Analysis of 118 second-generation metal-on-metal retrieved hip implants. J Bone Joint Surg 1999;80B:46.
12. Brodner W, Bitzan P, Meisinger V, et al. Serum cobalt levels after metal-on-metal total hip arthroplasty. J Bone Joint Surg Am 2003;85-A:2168.
13. Willert HG, Buchhorn GH, Fayyazi A, et al. Metalon- metal bearings and hypersensitivity in patients with artificial hip joints. A clinical and histomorphological study. J Bone Joint Surg Am 2005; 87:280.
14. Mont MA, Ragland PS, Etienne G, et al. Hip resurfacing arthroplasty. J Am Acad Orthop Surg 2006;14: 454.
15. Crawford JR, Palmer SJ, Wimhurst JA, et al. Bone loss at hip resurfacing: a comparison with total hip arthroplasty. Hip Int 2005;15:195.
16. Harty JA, Devitt B, Harty LC, et al. Dual energy X-ray absorptiometry analysis of periprosthetic stress shielding in the Birmingham resurfacing hip replacement. Arch Orthop Trauma Surg 2005;125:693.
17. Little JP, Taddei F, Viceconti M, et al. Changes in femur stress after hip resurfacing arthroplasty: response to physiological loads. Clin Biomech (Bristol, Avon) 2007;22:440.

18. Wagner M, Wagner H. Preliminary results of uncemented metal-on-metal stemmed and resurfacing hip replacement arthroplasty. Clin Orthop Relat Res 1996(329 Suppl);S78
19. Treacy RB, McBryde CW, Pynsent PB. Birmingham hip resurfacing arthroplasty. A minimum follow-up of five years. J Bone Joint Surg Br 2005;87:167.
20. Marker DR, Seyler TM, Jinnah RH, et al. Femoral neck fractures after metal-on-metal total hip resurfacing: a prospective cohort study. J Arthroplasty 2007;22(Suppl 3):66. www.depuy.com/asr-hip-replacement-recall. Accessed on 17-10-2013.

第 4 章

全髋关节置换术的影像学评估

术前放射学评估

X 线片

- 骨盆正位片包括双侧髋关节和股骨近端 2/3。
- 髋关节和股骨的侧位片。

确认诊断并评估病变范围。

髋臼状况、预防措施及面临的问题

发育不良(图 4.1)

髋臼发育不良的特点是髋臼小而浅合并上缘缺损。无论之前是否进行髂骨的手术(Salter/Pemberton 截骨术或常规造盖手术),由于髋臼后上方骨缺损,股骨头的外侧缘均呈现不同程度的覆盖不全。

手术难点在于小臼杯的使用(无论是否进行后上方骨移植)、恢复股骨头中心,以及髋关节的复位。

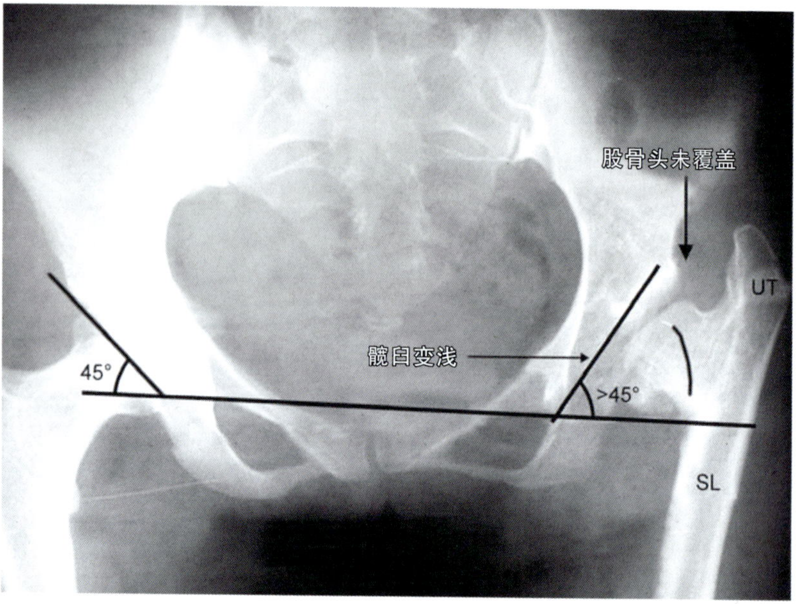

图 4.1 左髋发育不良伴肢体短缩(SL),大转子上移(UT),髋臼浅,髋臼指数(AI)增加,股骨头覆盖不全合并坐骨神经紧张。

内陷(图 4.2)

内陷是指髋臼内壁的投影超过髂坐线(Kohler 线)。评估内陷程度,1 型:<5mm,2 型:5~10mm,3 型:>15mm。难点在于髋关节脱位和髋臼内壁植骨外移髋关节中心。可使用带宽边设计的臼杯, 如 Stryker 的 PSL 杯。

骨量(图 4.3)

无论是好还是差(骨量减少/骨质疏松)。

对于骨质疏松的髋臼而言,需要充分考虑锉磨的程度、试模的压配以及臼杯植入时是否进行植骨。

骨丢失

小型或大型囊腔。

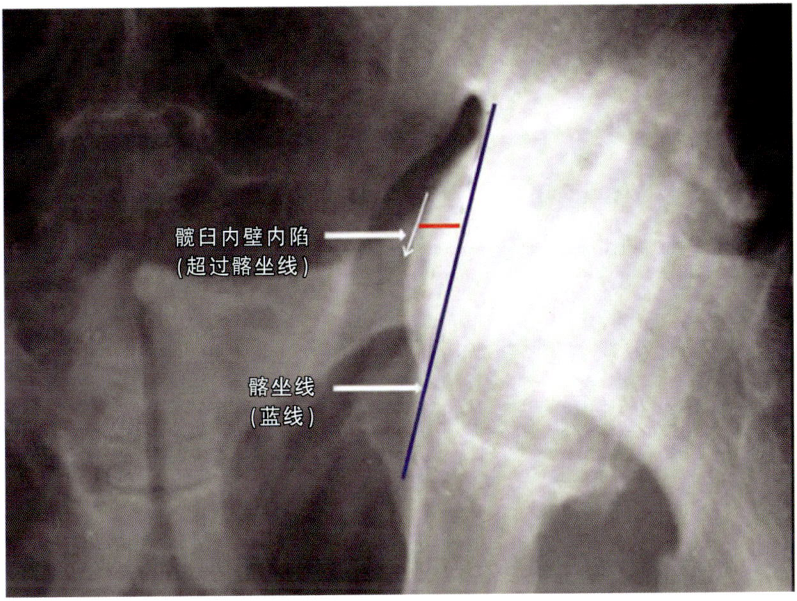

图 4.2　髋臼内壁(白色细箭头)内陷超过 Kohler 线(蓝线),通过测量与 Kohler 线的距离(红线),评估严重程度。

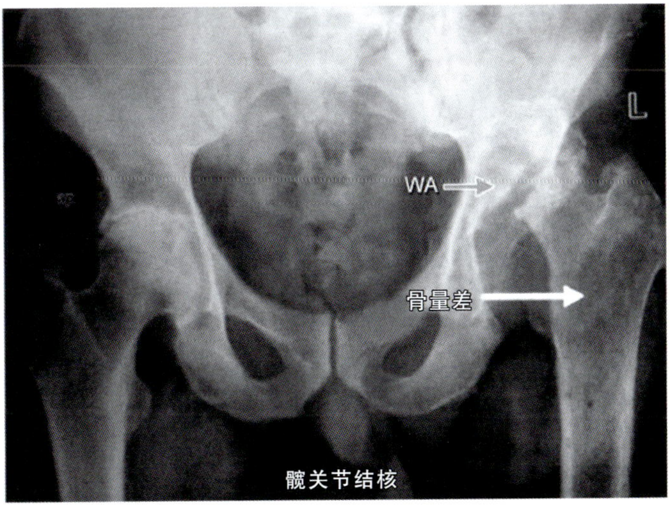

图 4.3　左髋关节结核继发髋臼移位(WA),股骨吸收合并骨量差。

需要考虑刮除或骨移植(简单植骨/打压植骨)。

感染(痊愈;图4.3)

可能合并骨量差、骨丢失、髋臼移位(髋关节中心上移)、下肢不等长和髋臼内陷(有/无发育不良)。

髋臼骨折的传统外科治疗或保守治疗(图4.4)

可能合并有髋臼内陷、骨量差、骨丢失、髋关节中心内移或上移,有/无肢体长度差异。

充分考虑上述问题和解决的方法，包括髋关节中心和肢体长度差异的恢复,髋臼内陷的重建工具,坐骨神经损伤的评估,以及髋臼骨性结构的三维CT重建。

由于纤维组织增生,臼杯的暴露可能比较困难。髋臼壁可能存在缺损或分离,锉磨空间可能更加有限。

安装合适的臼杯非常困难,可以用金属锉去除硬化骨。

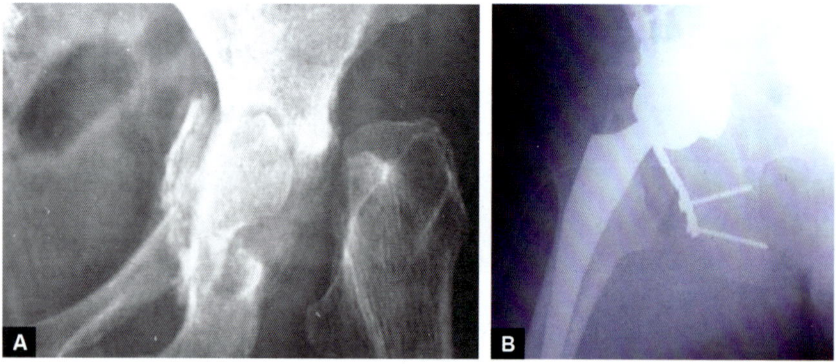

图4.4 (A)被忽略的陈旧性中央型骨折脱位伴骨量差;(B)术后X线片。

股骨状况、预防措施及面临的问题

股骨近端骨折的传统外科治疗或保守治疗(图 4.5)

股骨距消失,股骨上端畸形,垂直偏心距减少。面临的问题是硬化骨的去除、扩髓孔入口的选择、前倾角的判断以及骨量去除的多少。

应考虑使用股骨距替代假体和远端固定柄(Solution);使用硬化骨磨锉(Midas Rex),减少股骨颈截骨,保护大粗隆,避免因骨量差而造成术中骨折的发生。

肢体长度(图 4.6)

利用髋臼和股骨近端两个固定骨性标志之间的距离。通常采用两侧坐骨结节最下端之间的连线(有些人使用两侧泪滴最下端的连线)和两侧小转子(中间或上面)的连线,比较双侧髋关节(单侧髋关节病变)之间的距离之差,计算短缩的长度。

考虑正确的股骨颈截骨水平,选用合适的颈长(加或减)、偏心距(127°或 132°)并恢复髋关节的中心。

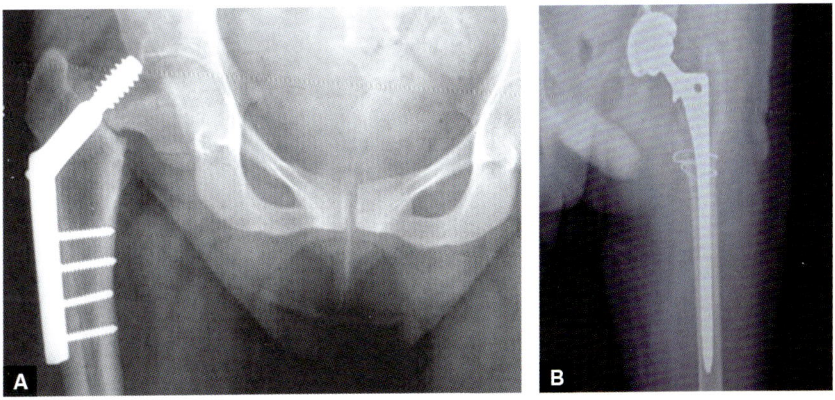

图 4.5　(A)股骨头内翻伴股骨距吸收;(B)术后 X 线片(Solution 柄)。

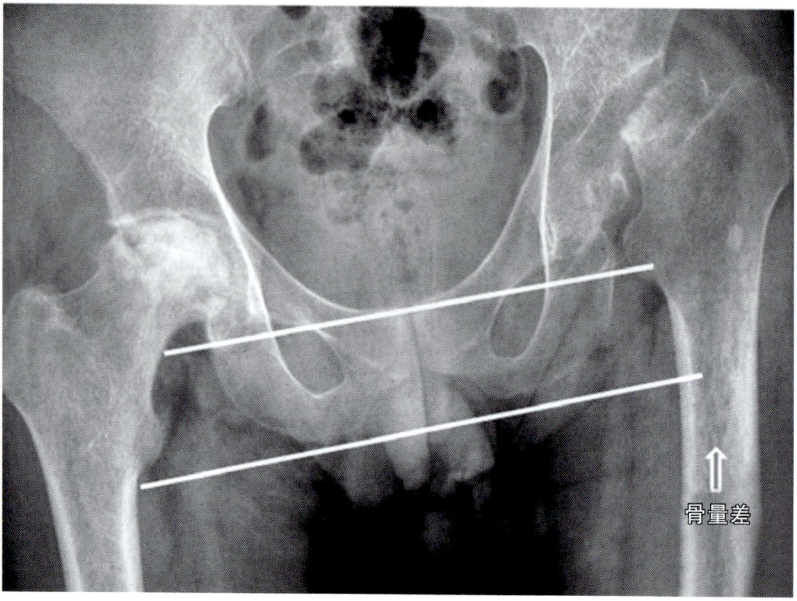

图 4.6 肢体长度差异(左侧小转子位于左侧泪滴水平)。同时,骨量非常差。

股骨前弓

侧位片显示最清楚。轻度:小心锉磨和假体压配;严重:可能需要截骨。

颈干角

正常 130°,小于则髋内翻(可能存在肢体短缩);超过则髋外翻(可能存在肢体延长)。

应充分考虑恢复肢体长度并重建髋关节中心。使用带合适偏心距的股骨柄。

前倾角

正常范围是 10°~15°。在普通平片上测量较困难(需要 CT);前倾角增大(前脱位的风险)/前倾角减小(后脱位的风险)。保持联合前倾角的范围在 30°~40°(髋臼侧约 20°,股骨侧约 10°)。采用后方入路时,尽量不要减小联合前倾角,相反,将前倾角增加 5°~10°是安全的。

假体模板

确定股骨头的中心、偏心距(垂直和水平)、肢体长度差异、股骨假体的大小和位置以及髋臼杯(大小、位置和水泥柄厚度)。

髋臼杯(图 4.7):通过模板在 X 线片上对髋臼中心进行标记(放大倍数校正),它应该与新的髋关节旋转中心相对应。

髋臼杯模板放置的位置:与泪滴间线呈 45°,位于泪滴内侧,上缘紧邻髋臼后上方,下缘平闭孔,大小应与软骨下骨重叠。

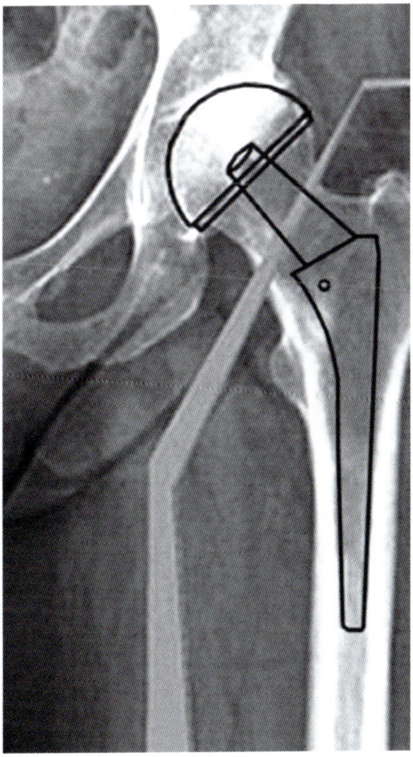

图 4.7　髋臼模板。

髋臼中心通过模板标记对应于新的髋关节旋转中心。

股骨(图 4.7 和图 4.8):在髋关节标准正位和侧位片上,将股骨假体模板的颈尖部放置于大转子水平,体部完全位于股骨干和干骺端的皮质内。骨干的测量是按比例缩放,减少股骨假体尺寸过小或过大的可能性。

CT 扫描

CT 扫描的适应证包括髋关节发育不良、陈旧性髋臼骨折脱位、感染性关节炎后遗症,用以评估髋臼(髋臼壁、柱、内侧骨量)和股骨近端(前倾角、畸形和发育不良)。

磁共振成像

磁共振成像可在某些情况下排除感染。

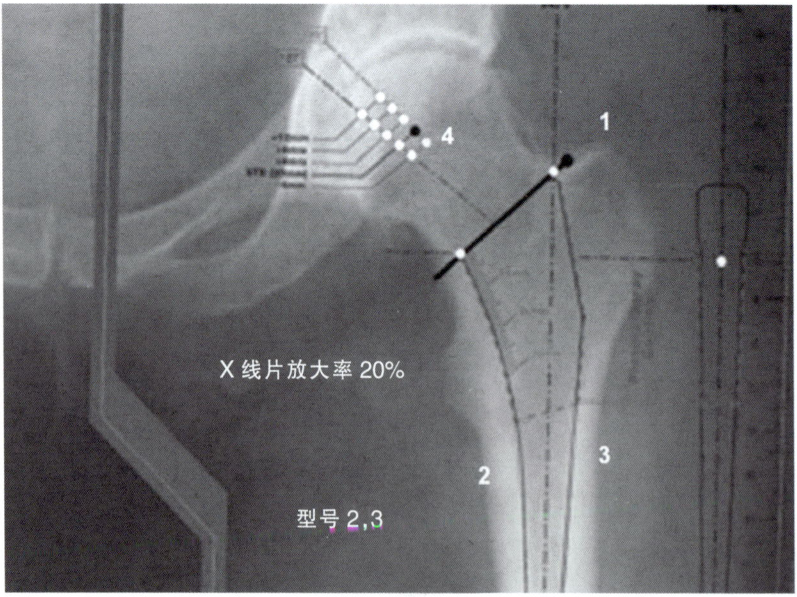

图 4.8 股骨假体模板;1.大转子水平;2.与内侧皮质相匹配;3.与外侧皮质相匹配;4.位于股骨头中心点。

骨扫描

骨扫描可排除感染。

如何阅读术后 X 线片

骨盆 X 线片需要同时包括双侧髋关节前后位片和髋关节侧位片。

髋臼假体(图 4.9 至图 4.11)

主要观察髋臼杯的位置(前下缘应该位于泪滴的上方和外侧,如果是压配固定,在髋臼杯与骨面接触后,应该看不到任何放射性透亮带)、外展角(如果<35°,髋臼杯过于水平;如果>50°,髋臼杯过于垂直)、螺钉位置、髋臼杯大小(过大或过小)、骨移植的状态(骨量减少、骨量丢失、DDH)、囊

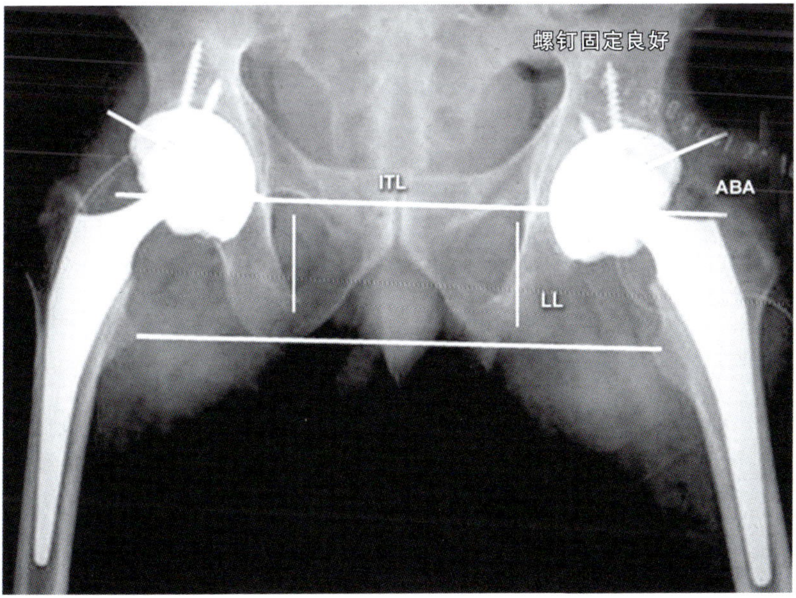

图 4.9 双侧 THR 术后标准后前位 X 线片,可见髋臼外展角合适(40°左右),泪滴间线(ITL),双下肢等长(LL),螺钉位置良好。

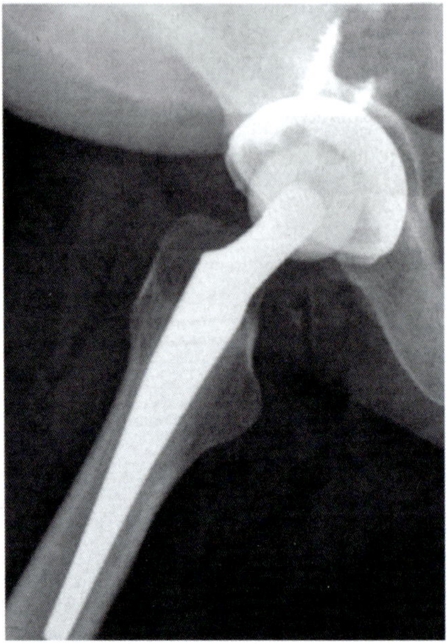

图 4.10 髋关节侧位片显示股骨假体和臼杯位置良好(在髋臼杯和骨面之间无任何间隙)。

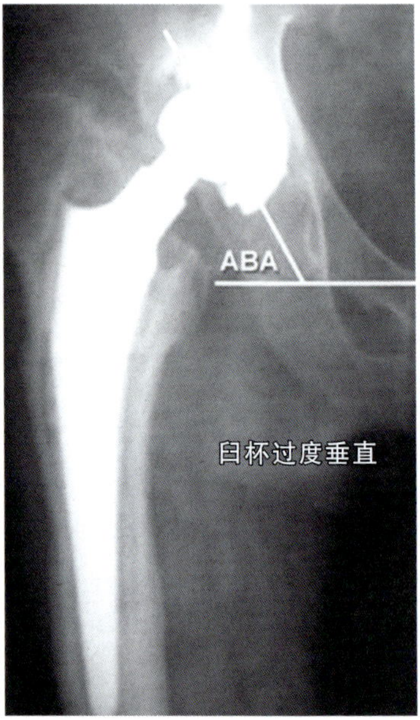

图 4.11 外展角过大造成臼杯垂直放置。

腔(移植物填塞或仍残留)和水泥柄厚度(至少 3mm)。

股骨假体(图 4.10 至图 4.15)

主要观察股骨头大小、股骨头旋转中心、偏心距、股骨距、肢体长度差异、股骨假体内翻或外翻、颈上方假体部分(可接受 1cm 误差范围,无显著肢体长度差异)、骨水泥柄厚度(近端 4mm,远端 2mm),以及固定转子骨折的钢丝。

侧位片(图 4.11):观察股骨柄在髓内的中心位置、股骨前倾角、移植物和骨囊肿。

随访 X 线片(图 4.16 至图 4.19)

主要观察髋臼杯骨长入(髋臼杯和骨面之间没有放射性透亮带,上外

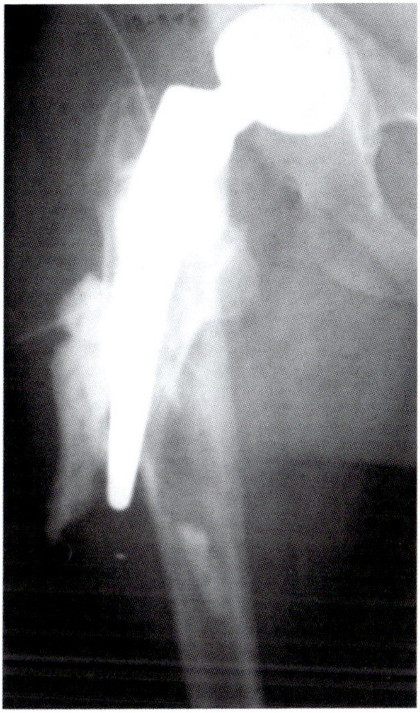

图 4.12 股骨假体内翻放置导致外侧皮质穿出，骨水泥外渗。

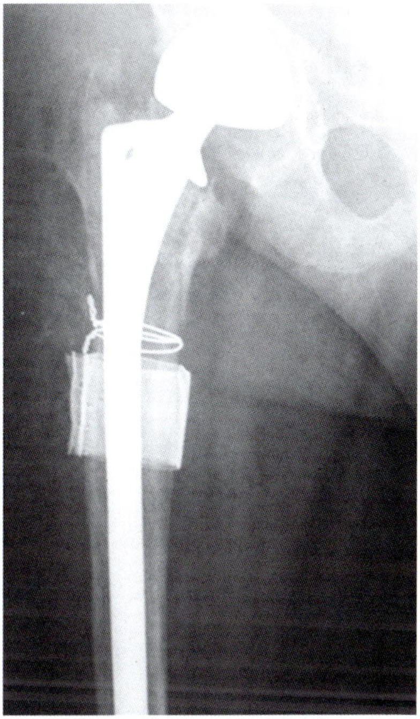

图 4.13 捆扎骨干，使用全涂层长柄假体缩短股骨距达到骨干匹配。

侧壁和下内侧壁，内侧应力遮挡，小梁结构）、位置变化、无菌性松动、股骨柄下沉以及股骨柄远端的变化。

髋臼杯无菌性松动（表 4.1）

确定性移位

水平或垂直移位>2mm 或 3mm，开角变化>5°。

高度怀疑松动

在至少一张射线照片上，在假体周围的骨水泥–骨界面出现放射性透亮带，并且超过假体柄周径的 50%以上。

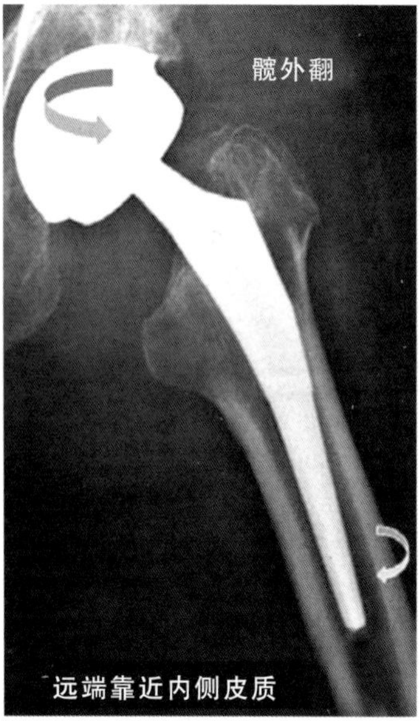

图 4.14　股骨柄外翻放置。

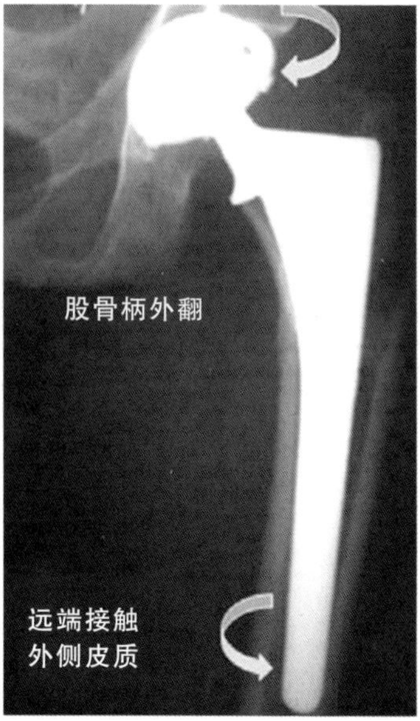

图 4.15　股骨柄内翻放置。

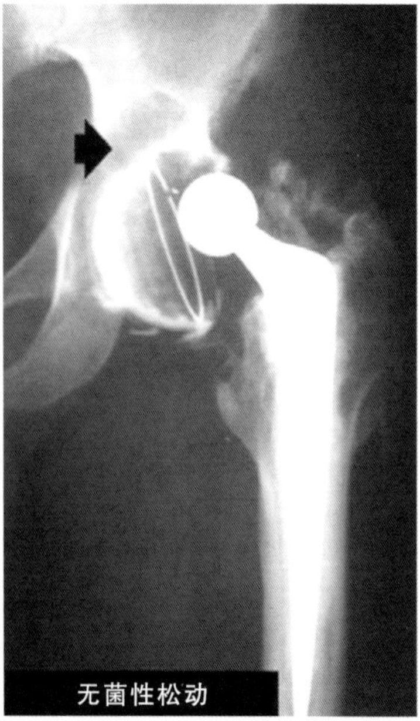

图 4.16　髋臼和股骨假体无菌性松动。

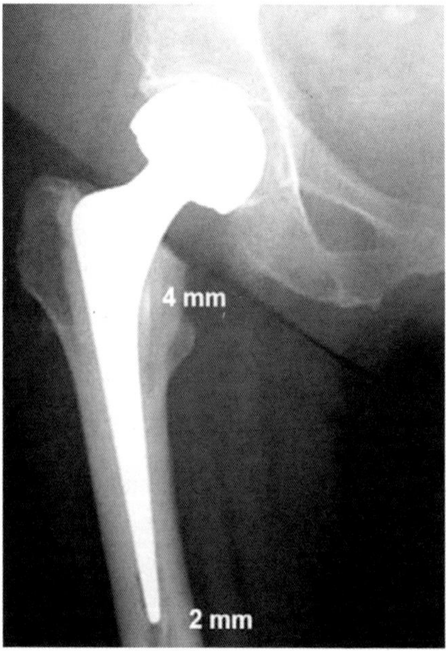

图 4.17　良好固定的骨水泥柄(5 年随访)。

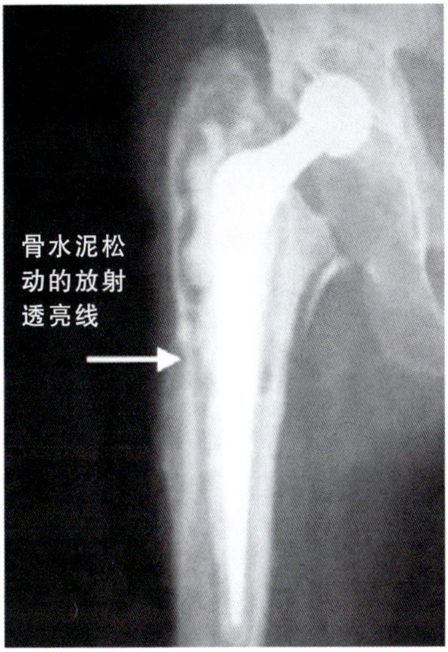

图 4.18　骨水泥柄的无菌性松动。

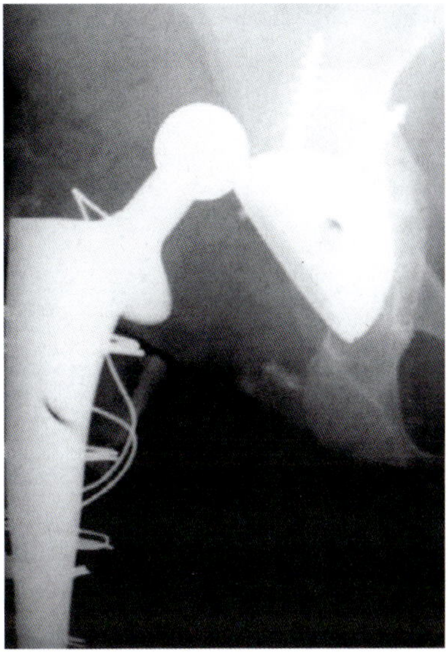

图 4.19　股骨头脱位。

可疑松动

在骨水泥–骨界面处存在放射性透亮带，该透明区延伸到假体周边的50%以上但不到 100%，并且小于假体周径的 50%。

放射性透亮带的其他标准

2 年后出现放射性透亮线并在 3 个区域持续进展（任何区域≥2mm）。可能的原因包括：移植物相关(移位、排异或吸收)、聚乙烯磨损颗粒(头与臼界面距离减小)和不稳(脱位/半脱位)。

股骨假体(图 4.20)

主要观察无菌性松动、放射性透亮线、股骨柄移位(对比假体肩部的位置)、内翻/外翻、偏心距、股骨头中心、肢体长度差异、假体周围骨折、骨水泥松动、假体断裂和脱位。在连续的 X 线片上出现移位逐渐增大，常提示股骨柄失败。

表 4.1　关节假体感染性和无菌性松动的比较

参数	感染性松动	无菌性松动
症状	关节感染松动与感染直接相关	由其他（非感染性原因），如骨折、成骨不全无法支撑假体，或其他力学问题，如无菌性骨溶解（无感染）
疼痛	常见	少见
炎症 C反应蛋白，血沉	常见升高（CRP>10mg/L；ESR>30mm/h）	少见升高
关节液细胞因子水平	常见升高	少见升高
放射学	骨炎	骨溶解
组织学-PMN浸润	≥5/hpf（97.8%）	≤5/hpf（99%）
微生物学	培养阳性（89%）	培养阴性
FDG-PET扫描	敏感性82.8%；感染性松动特异性87.3%	
治疗选择	• 一线治疗是全身应用抗生素，伴或不伴外科清创 • 需要移除假体	• 假体周围骨折导致的松动或假体本身的断裂可能需要手术干预 • 假体失败可能需要翻修
超敏反应	—	超敏反应可能导致早期失败
感染复发	预后一般	预后良好

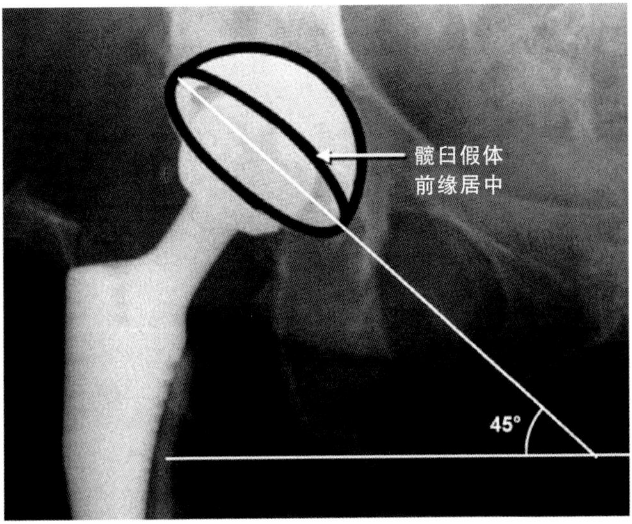

图 4.20　臼杯位置的评估。

（李甲　徐卫东　译）

第 5 章

髋关节置换术的手术入路及适应证

常规手术入路

- 后方入路。
- 前方或前外侧入路。
- 小切口或微创入路。

后方入路

核对正确的手术侧位，在麻醉诱导后使患者维持稳定的侧卧位，患侧向上。

后方固定架放在骶骨位置，避免阻挡髋关节的活动。患者应保持严格的侧卧位，包括患侧肩部(图 5.1)。绷带包裹下肢(图 5.2)。

患侧髋关节屈曲至 45°，做一个皮肤直切口(9~10cm)，始于大转子尖端上方 5~6cm，并沿股骨干向下延伸(图 5.3)。

沿皮肤切口分离皮下组织和深筋膜直到臀大肌。提起臀大肌远端腱性部分(图 5.4)用电刀或手术刀切断，钝性分离臀大肌近端肌性部分(图 5.5)。接下来显露大转子滑囊(图 5.6)，沿大转子后缘横向切开(图 5.7)该滑囊后，手持纱布推压分离，即可显露下方的外旋短肌群和股方肌(图 5.8)。此时，可以对坐骨神经进行探查，位置在股方肌后方的脂肪内(图 5.8)。将一把 Hohman 拉钩穿过外展肌固定在大转子尖部，可以见到梨状

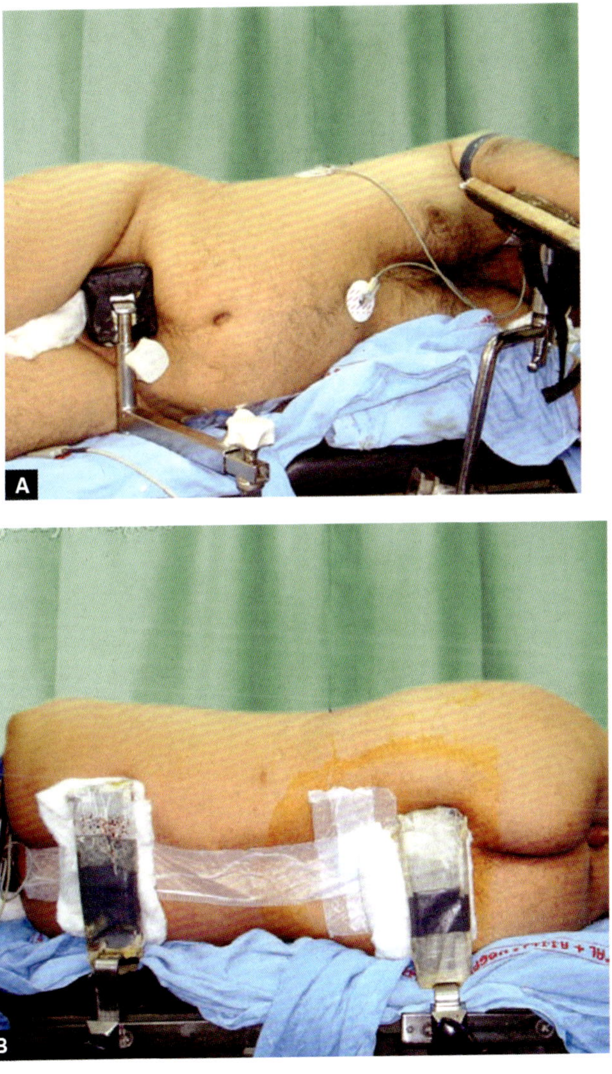

图 5.1　(A)侧卧位前方固定挡板;(B)侧卧位后方固定挡板。

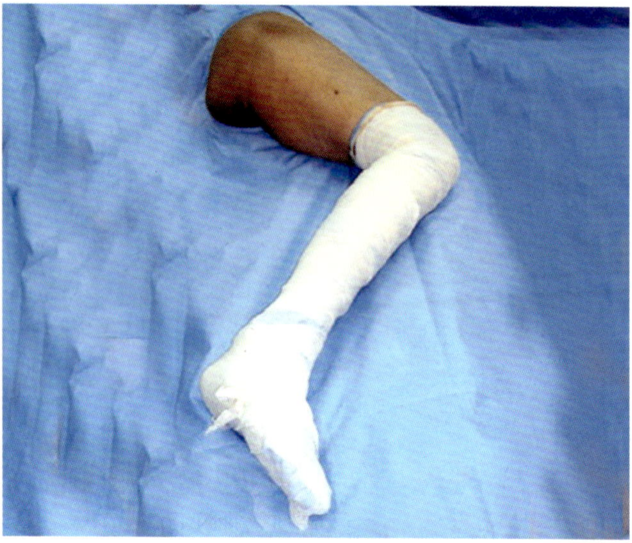

图 5.2 绷带包裹下肢。

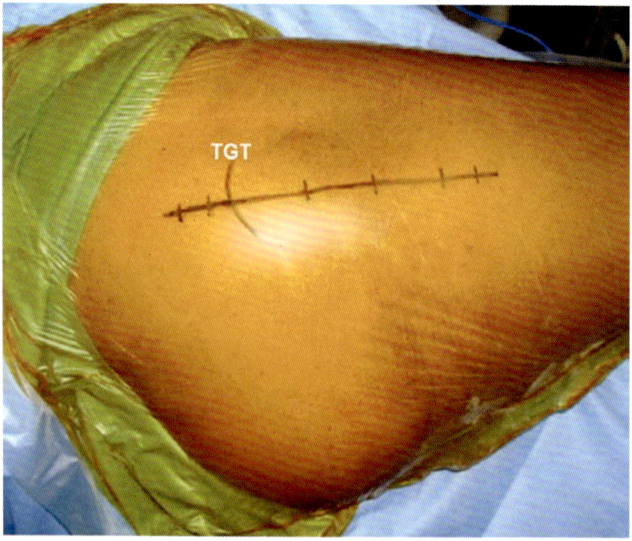

图 5.3 髋关节屈曲 45°，中心位于大转子尖端（TGT；弧形线），向下延伸至股骨外侧轴，近端向后方略有弯曲。

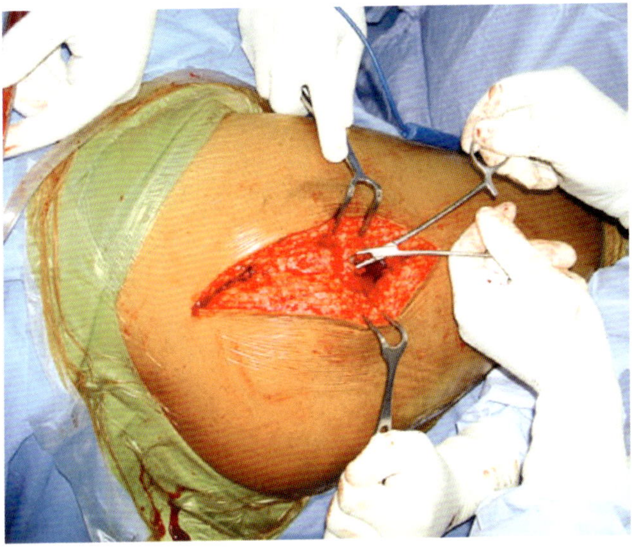

图 5.4　提起臀大肌下方腱性部分,分离肌性部分。

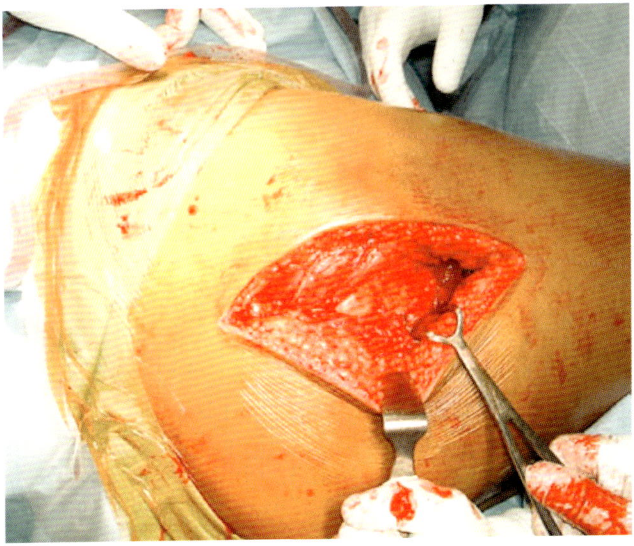

图 5.5　钝性分离臀大肌近端肌性部分后暴露部分大转子。

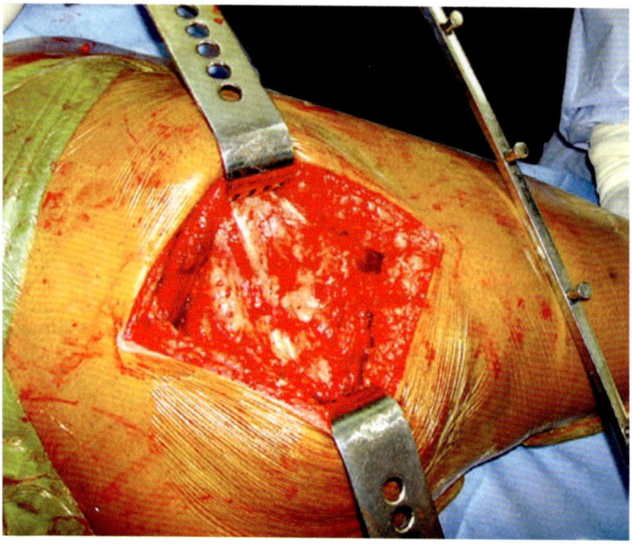

图 5.6 用 Charnley 拉钩牵开臀大肌后显露大转子滑囊。

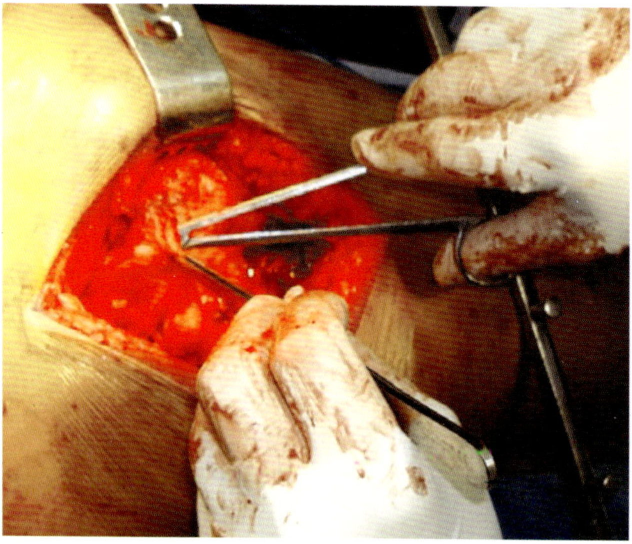

图 5.7 切开大转子滑囊暴露外旋肌和股方肌。

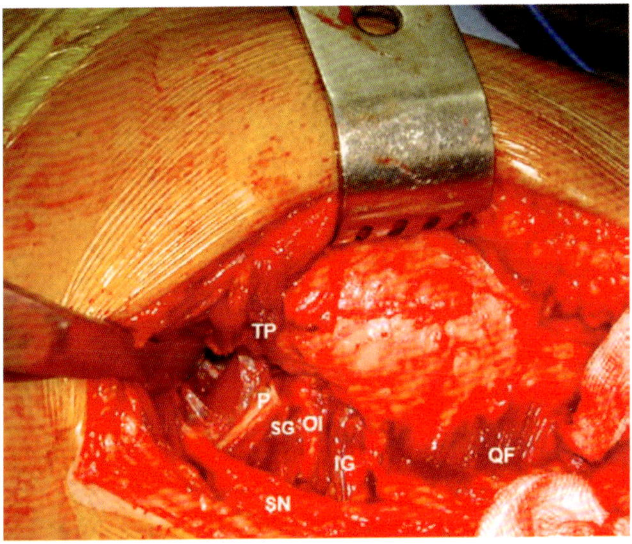

图 5.8　大转子尖端(TP)、梨状肌肌腱(P)、上孖肌(SG)、闭孔内肌(OI)、下孖肌(IG)、股方肌(QF)和坐骨神经(SN)。

肌和少许臀小肌纤维附着于股骨头的后关节囊上(图 5.8)。在梨状肌、短外旋肌和股方肌近端保留 2~3 根缝线(图 5.9)。提起关节囊和联合腱(图 5.10 和图 5.11),开始在关节囊上方线性分离(用烧灼法)梨状肌、短外旋肌和部分股方肌。如果患者存在屈曲畸形,将切口延伸至髂腰肌肌腱附着在小转子的位置,并且横断臀大肌附着于股骨近端后外侧的纵行纤维。髋关节屈曲、内收、内旋脱位。

前方入路

该入路已经采用了 40 年,可提供充分和安全的髋关节显露。髋关节脱位率低是一个主要的优点,并且无需任何特殊的手术床/工具(表 5.1)。

患者置于仰卧位(更常见),如果需要,也可以侧卧位。做一外侧直切口,向下分离至阔筋膜。分辨股外侧肌和外展肌之间的间隙。外展肌可以松解和后期修复。分离并打开髋关节囊,在外旋位牵引下使股骨头脱位。然后切除股骨头,接下来可进行髋臼的显露和处理。股骨侧的处理是在

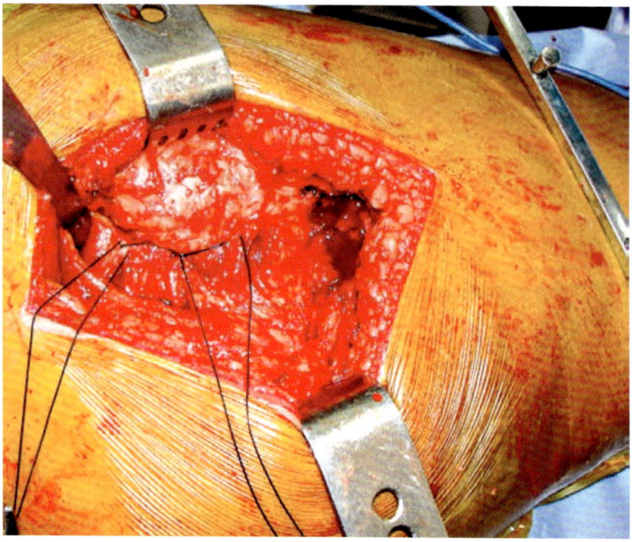

图 5.9 缝合梨状肌、上孖肌、闭孔内肌、下孖肌和部分股方肌并保留缝线。

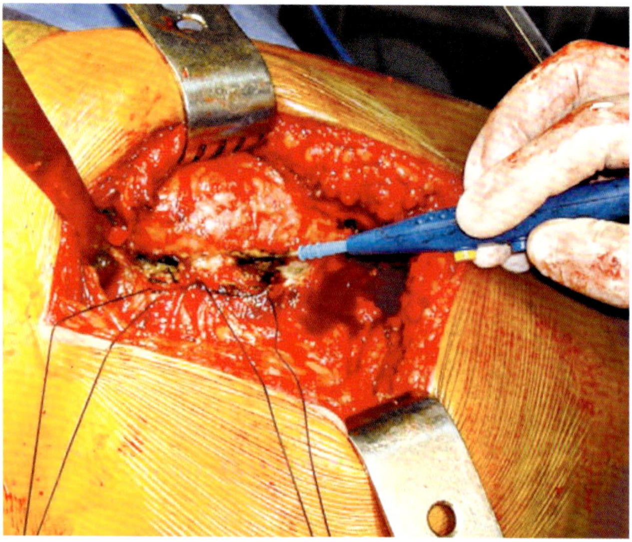

图 5.10 提起缝线，开始对关节囊和肌腱组织进行电烧分离，从外旋肌在大转子上的附着点开始，向近端延伸到股骨头中部的关节囊内。

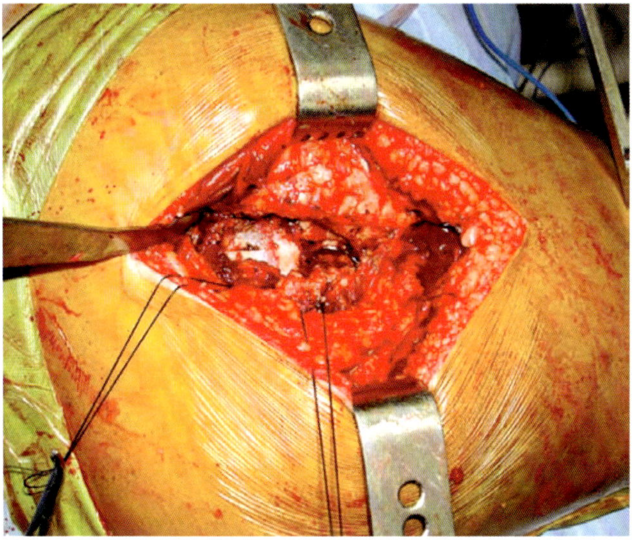

图 5.11　已经提起的关节囊和联合腱，露出股骨头。

表 5.1　THR 手术入路

	前方/前外侧入路 *	后方入路
患者体位	侧卧位或仰卧位	侧卧位
切口	外侧	后外侧
外展肌功能障碍	肌肉损伤大(主要缺点)	肌肉损伤小(外展肌保留)
脱位	脱位率低(主要优势)	后脱位发生率高(主要缺点)
跛行	常见	少见
熟悉程度	目前少见	更常见
关节囊修复	不重要	非常重要
翻修手术	首选后方入路	可通过相同入路完成
美观	低	高
双侧髋关节置换	仰卧位无需更换体位	需要更换体位

* 前方入路/前外侧入路和后方入路都有优点，手术入路的选择最好由外科医师决定。

"4"字位完成的。

少数患者会有一个持续3~4周的跛行期，原因是外展肌挛缩。双下肢等长常作为评价髋关节稳定性的指标。

小切口或微创入路

该入路在全髋关节置换中存在较多争议。MIS的优缺点已在参考文献中描述（表5.2）。

THR的适应证

全髋关节置换术通常用于骨性关节炎（创伤、感染性或结核性关节炎、股骨头坏死、Perthes病、DDH）和炎性关节病（类风湿关节炎、强直性脊柱炎、血清阴性脊柱关节病或银屑病性关节炎）。

- 保守治疗无效，关节疾病持续进展。
- 疼痛和功能受限影响生活质量。
- 静息或夜间痛。
- 髋关节僵硬。
- 不可接受的严重畸形。

表5.2 微创手术的优缺点

优点[1-3]	缺点
• 除美容外，有更多理论价值	问题
• 减少组织损伤	• 技术要求高
• 减少失血量	• 需要特殊的工具和影像辅助
• 术后疼痛少	• 手术视野差
• 术后恢复快	• 评估假体位置和稳定性困难
• 减少住院时间	• 组织损伤可能大于传统的长切口
• 改善美容效果	结果[4]
	• 假体位置不良
	• 不稳定
	• 脱位

绝对禁忌证

近期或目前髋关节或以远部位的感染,医学上不适合的患者。

相对禁忌证

- 外展肌功能不足或消失。
- 神经疾病关节。
- 进行性神经疾病。

(李甲　徐卫东　译)

参考文献

1. Berger RA. Total hip arthroplasty using the minimally invasive two-incision approach. Clin Orthop Relat Res 2003;417:232-41.
2. Matta JM, Shahrdar C, Ferguson T. Single-incision anterior approach for total hip arthroplasty on an orthopaedic table. Clin Orthop Relat Res 2005;441:115-24.
3. Wright JM, Crockett HC, Delgado S, et al. Mini incision for total hip arthroplasty: a prospective, controlled investigation with 5-year follow-up evaluation. J Arthroplasty 2004; 19(5):538-45.
4. Woolson ST, Mow CS, Syquia JF, et al. Comparison of primary total hip replacements performed with a standard incision or a mini-incision. J Bone Joint Surg Am 2004; 86(7):1353-8.

第 6 章

全髋关节置换术的围术期处理

术前临床评估

评估髋部疼痛：部位通常在腹股沟处，有时主诉大腿前方或膝关节痛，活动或负重后加重，休息或限制负重后部分缓解。臀部或骨盆后方的疼痛可能来自腰椎、骶髂关节或骶骨。

评估患者的期望、职业，讨论髋关节置换术后所需的生活方式改变。

评估活动度、畸形、内收肌挛缩和肢体长度差异。

评估受累膝关节的活动度和畸形程度以及脊柱畸形。

外展肌肌力测试：Trendelenburg 试验。

手术前 7~10 天停用阿司匹林。

术前 48h 停止口服抗凝剂。

血糖控制不佳的患者开始使用胰岛素治疗/非胰岛素依赖性糖尿病(2 型糖尿病)患者手术当天停用早餐剂量口服降糖药。

控制高血压。

术前是否停用抗风湿药物存在争论(有些学者建议停用，因为这些药物会增加伤口问题/感染的风险；另一些学者建议继续使用，因为这些药物能减少炎症反应，从而降低术后疼痛和疾病活动)。

通过血沉、C 反应蛋白、骨扫描和磁共振检查排除髋关节感染，如果存在感染，需控制感染(血沉、C 反应蛋白、骨扫描结果正常)后再行手术治疗。

应签署手术知情同意书，向患者解释替代疗法、优缺点、THR 的预后;不要保证肢体完全等长。

在手术的早晨或术前 1h 静脉给予抗生素(头孢噻肟/头孢曲松)。对患有肾脏疾病的患者,应避免使用氨基糖苷类药物(庆大霉素、阿米卡星)。

一期双侧 THR 手术：医学上适合双侧严重关节炎或髋关节僵硬/屈曲畸形的患者,以便更好地康复。

术后临床处理

把患者搬上床或推车:双下肢保持外展外旋位,两腿之间(图 6.1)夹一个三角枕(Charnley 枕)。当从手术台移到推车或床上时,应避免内收和内旋,以防止脱位。一个人的注意力集中在髋部区域,另一个人主要负责

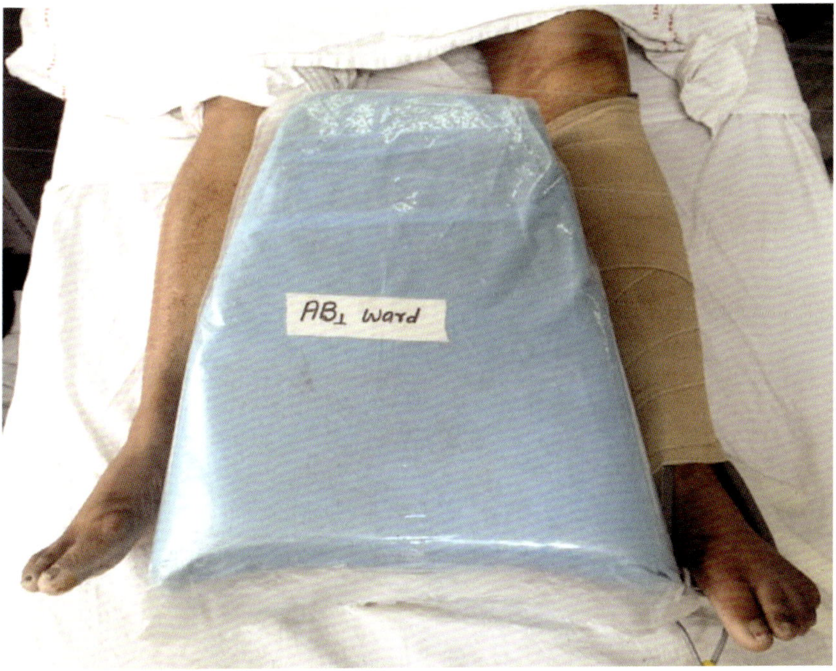

图 6.1　Charnley 三角枕。

维持下肢在外展外旋位。

术后即刻护理:监测生命体征、敷料渗出(加压包扎)、脉搏、血压、呼吸频率、氧饱和度;负压引流中的血液(每瓶约 100mL),吸满之后给予更换;肢体远端的脉搏(足背动脉和胫后动脉);足和足趾的颜色(应该是粉红色)以及毛细血管充盈(正常<2s);足和足趾的背伸活动(坐骨神经)。

伤口检查:术后第二天换药,并挤压伤口,任何可疑分泌物都应送细菌培养和药敏。

镇痛药:通过腰硬联合麻醉(CSE)或硬膜外导管给予最大剂量的吗啡(每 12h 一次),持续 2~3 天。双氯芬酸钠(肾脏、哮喘或过敏性疾病:哌替啶+异丙嗪/曲马朵)作为基础用药,然后口服双氯芬酸钠/醋氯芬酸钠(肾脏、哮喘或过敏性疾病:曲马朵联用/不联用对乙酰氨基酚),直到拆除缝线。

抗生素和 DVT 的预防(图 6.2):参见 TKR 并发症的章节。

制动:对于非骨水泥或混合型 THR(骨水泥柄搭配非骨水泥臼杯),需无负重练习 3~4 周。对于骨水泥假体,术后 2~3 天允许部分或完全负重练习。

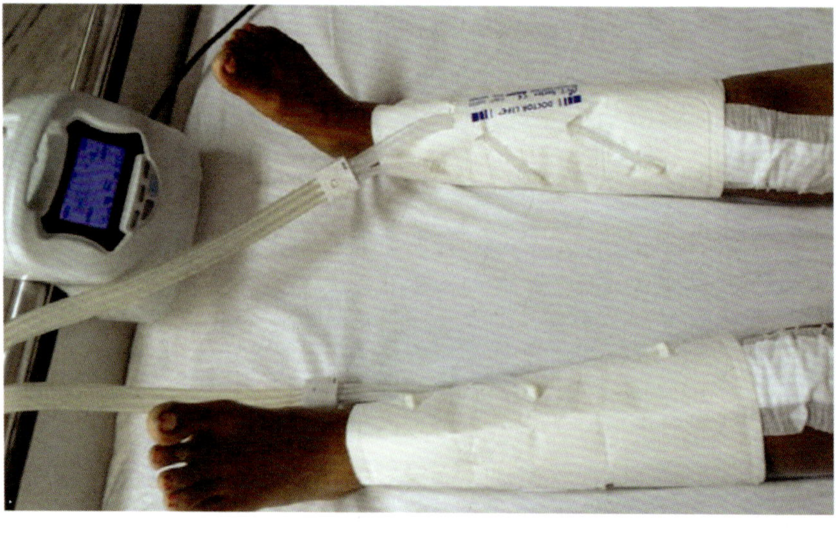

图 6.2 充气加压装置。

缝线拆除与康复训练：对于非骨水泥假体，主要进行髋关节静力运动和床上逐步活动度训练。对于骨水泥假体，主要进行髋关节活动度和外展肌肌力训练。术后第 14 天拆除缝线/皮钉，仔细检查愈合情况，避免伤口裂开（如果广泛裂开，延迟 5~7 天，如果小范围或可疑裂开，间断拆除缝线）（图 6.3）。

预防性抗凝

这是一个有争议的问题。大多数关节外科医师在全髋关节置换术的患者中常规使用低分子肝素。然而另一些外科医师认为，DVT 和致死性肺栓塞的发生率因手术和麻醉技术的改进以及患者的早期活动而减少[1]。他们进一步认为，肝素的使用与许多并发症有关（参见 TKR 的相关章节）。

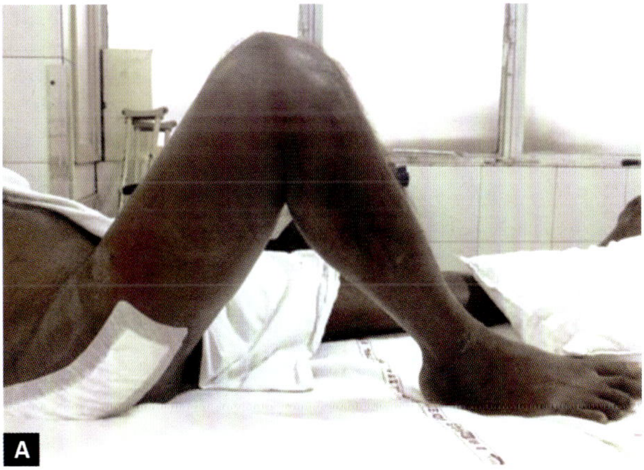

图 6.3　(A)床上屈曲活动。（待续）

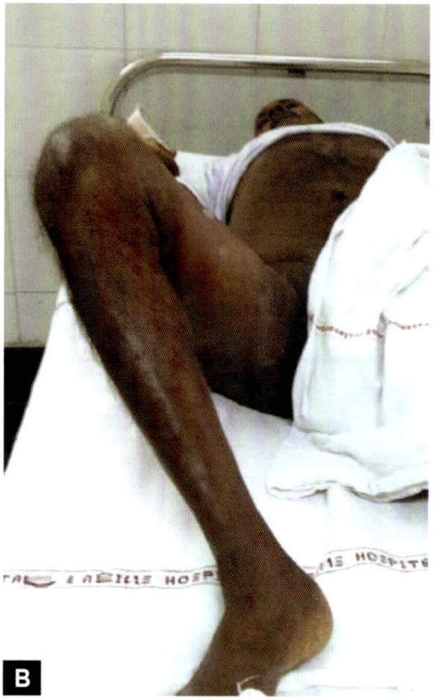

图 6.3(续)　(B)床上外展活动。

（徐一宏　徐卫东　译）

参考文献

1. Lassen MR, Borris LC. Mobilization after hip surgery and efficacy of thromboprophylaxis. Lancet 1991;337:618.

第 7 章

初次全髋关节置换术

初次全髋关节置换术包括以下步骤。

股骨颈截骨

暴露和脱位髋关节后，使下肢保持膝关节屈曲 90°的姿势，然后内收和内旋髋关节，使胫骨远端和膝关节的关节面与地面平行。尽量保持股骨头和颈平行于地面。分别在股骨颈的上方和下方放置一把 Hohmann 拉钩保护髋臼，在大粗隆尖部放一把 Langenbeck 拉钩（小）保护外展肌。

根据术前模板测量或在股骨距上方平均 1~1.5cm 的位置放置股骨颈切除导板（图 7.1），与大转子尖端水平平行，进行标记（用电刀烧灼或骨刀）（图 7.2）。截骨应从股骨颈的最上部开始，正好在梨状窝上方，保持与股骨长轴呈 45°垂直延伸（图 7.3）。股骨颈截骨完成后，松解臀大肌附着于股骨干后外侧的横、纵向纤维，松解前方关节囊（图 7.4），以纠正髋关节屈曲畸形（如果存在的话），必要时再行髂腰肌松解。

髋臼的显露

将一把 Hohmann 拉钩放置于髋臼前唇和腰大肌肌腱之间，顺势将股骨牵向前方。将第二把 Hohmann 拉钩放置于髋臼横韧带下方（6 点钟位置），将第三把牵开器放于髋臼后侧。切除髋臼边缘的关节囊、盂唇和骨赘，用刮勺或咬骨钳清理髋臼底部的软组织。

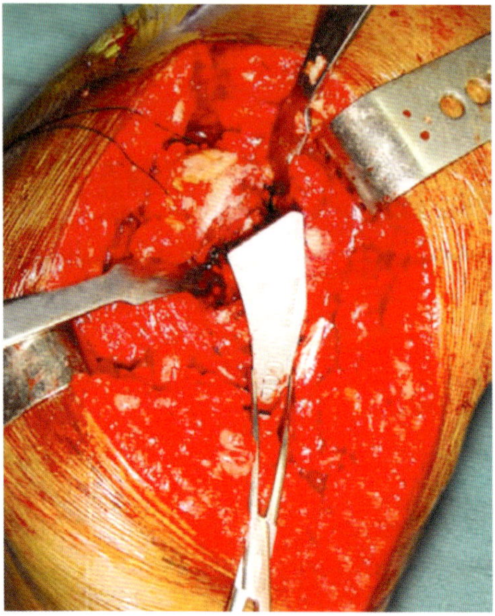

图 7.1 截骨导向器放在股骨外侧,尖端位于大粗隆水平。

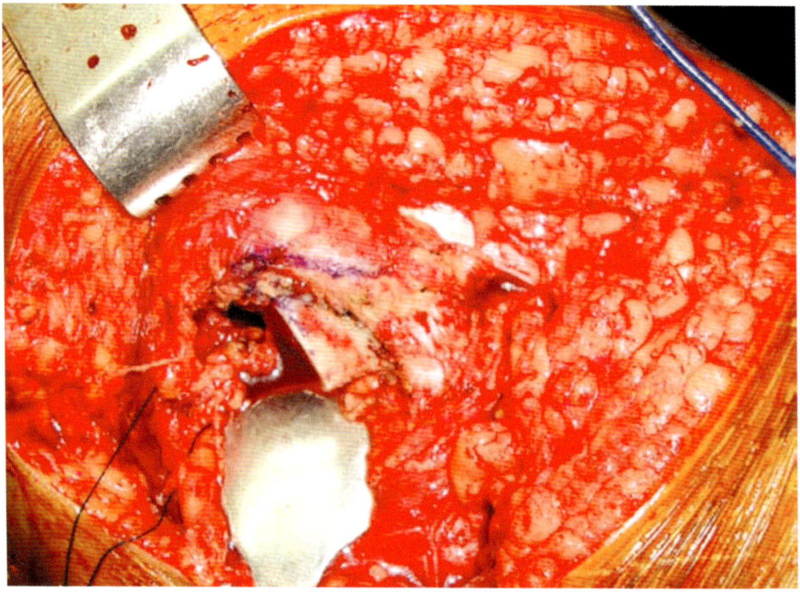

图 7.2 股骨颈截骨后移除股骨头,残留的股骨距(1~1.5cm)。

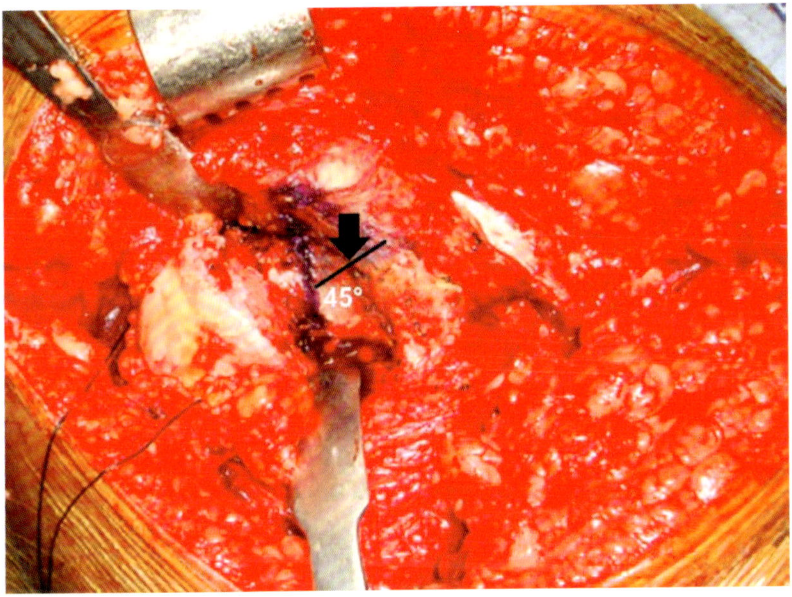

图 7.3　标记与股骨干轴线呈 45°截除股骨颈(箭头所指)。

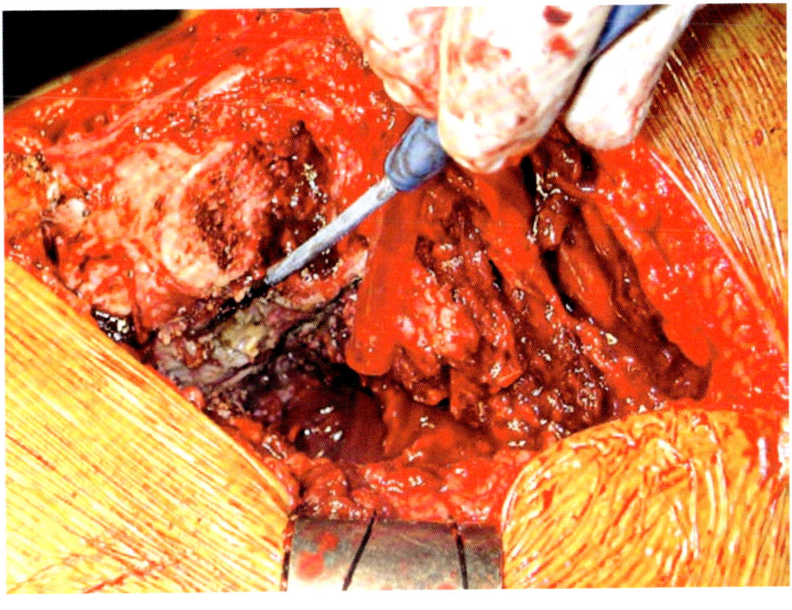

图 7.4　沿骨面用电刀松解前方关节囊。

髋臼锉磨

在充分暴露髋臼(图7.5)后,开始使用比髋臼模板测量尺寸小4~8mm的髋臼锉朝向内壁方向进行锉磨(图7.6),目的是移除软骨,并对齐臼底中心下缘的马蹄窝前后壁,将其转换成半球形。在髋臼杯的解剖方向[水平方向外展35°~45°(图7.7),冠状面方向前倾10°~20°(图7.8)],增加髋臼的尺寸(1~2mm增量),直到最大的髋臼锉完成与前壁、后壁和髋臼穹顶紧密接触,从而实现均匀渗血的半球形髋臼窝(图7.9)。如果底部硬化,用钻头(图7.10)、环形刮匙或骨凿去除硬化骨,以获得出血的松质骨表面。关节置换初学者需安装比最后一把髋臼锉大1~2mm的试模,有经验的医师只需把试模放在上面观察是否合适。有时需要用髋臼锉(大小与髋臼尺寸相同)对髋臼外缘进行锉磨。臼底可能需要压配植骨,以增强稳定性和骨整合(图7.11和图7.12)。

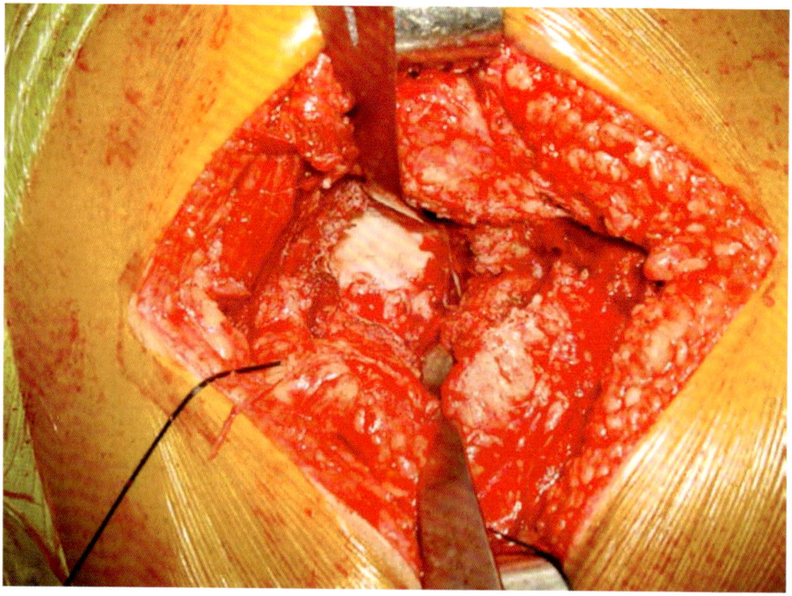

图7.5 用Hohmann拉钩充分暴露髋臼(一把牵开大转子,一把放于髋臼横韧带下)。

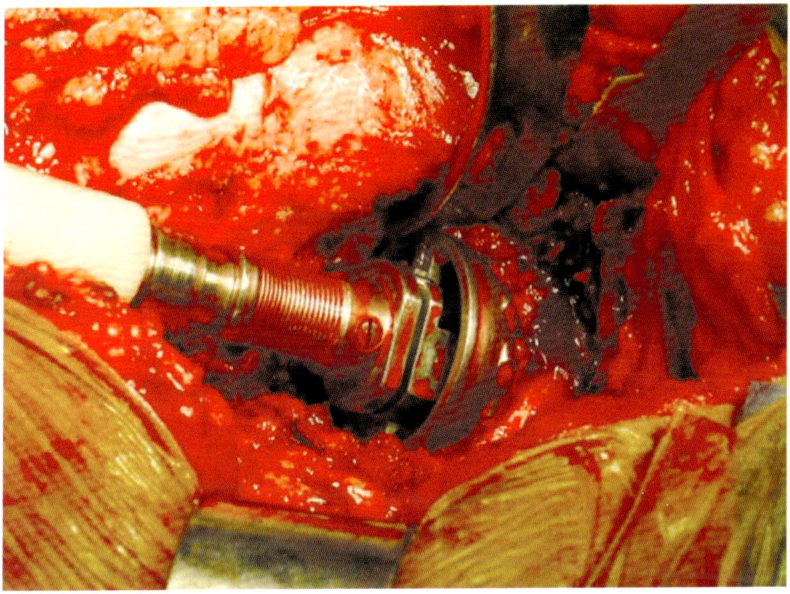

图 7.6　髋臼的锉磨。

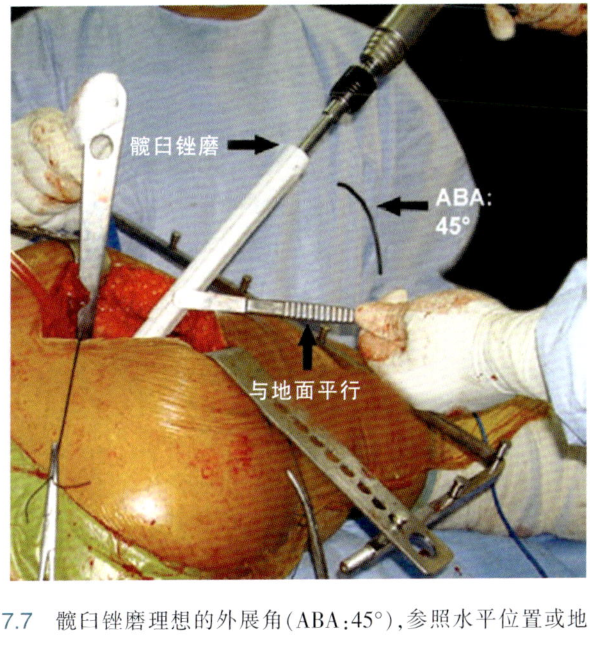

图 7.7　髋臼锉磨理想的外展角(ABA:45°),参照水平位置或地面。

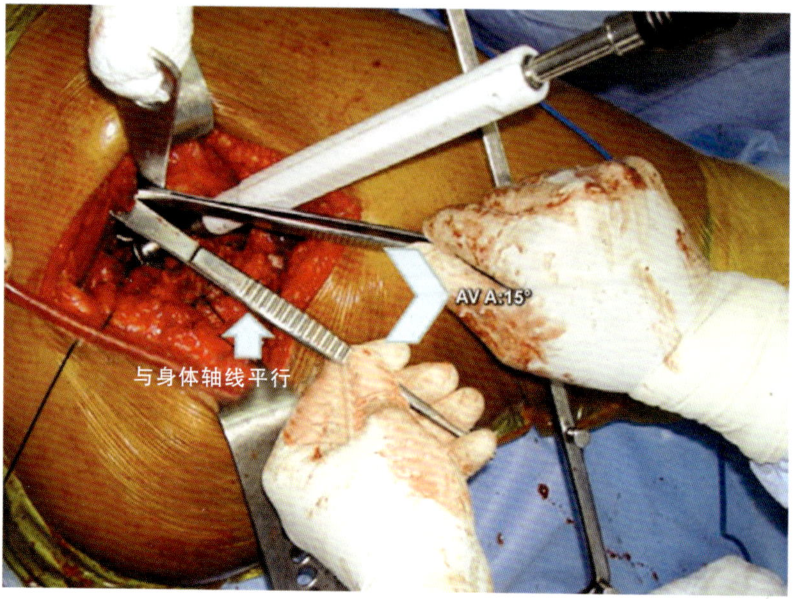

图 7.8 髋臼锉磨理想的前倾角(AVA:15°),参照身体轴线。

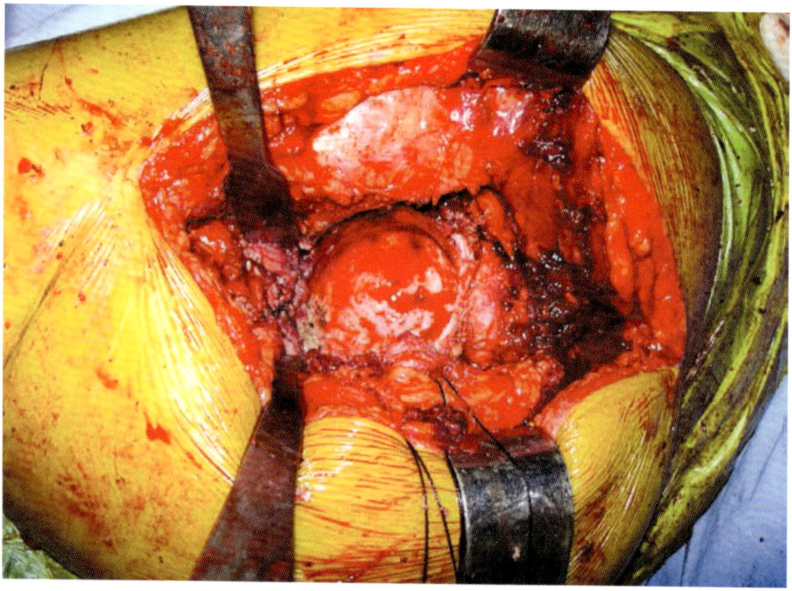

图 7.9 髋臼锉磨后骨面渗血。

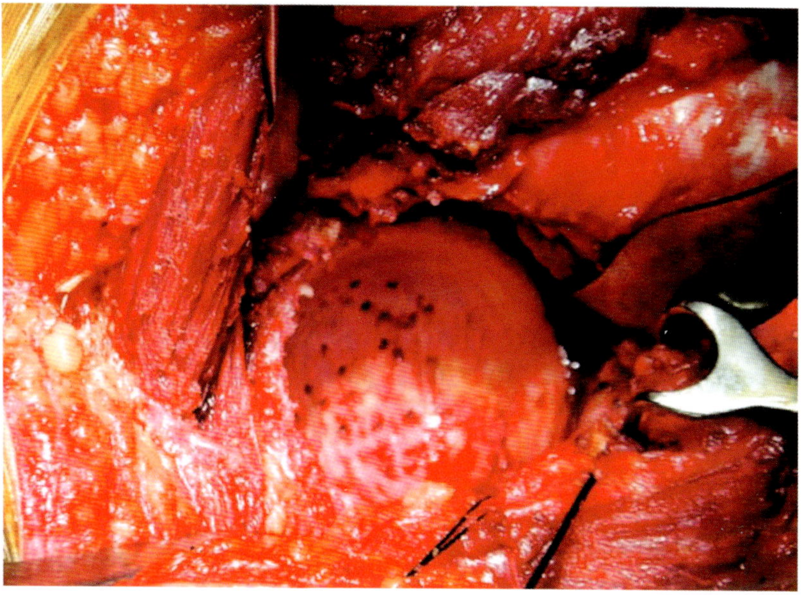

图 7.10　髋臼壁硬化,可进行钻孔。

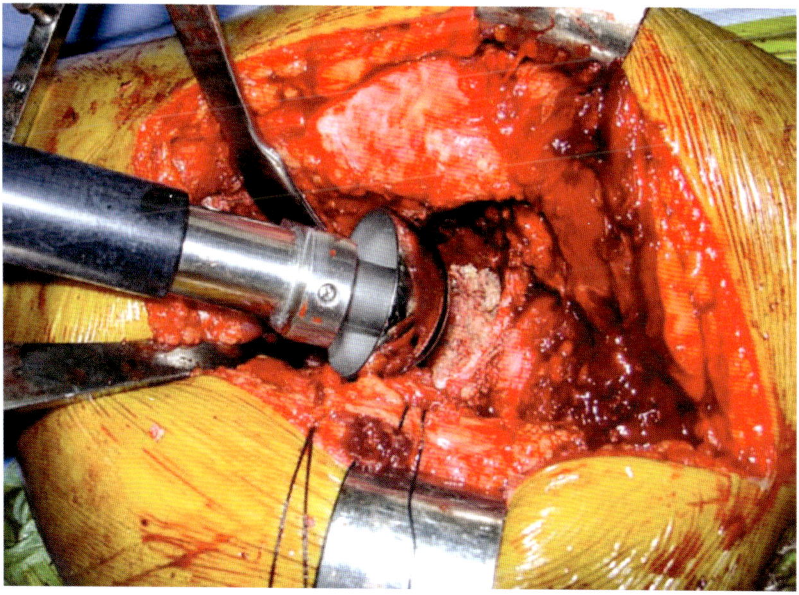

图 7.11　颗粒化松质骨移植的压配。

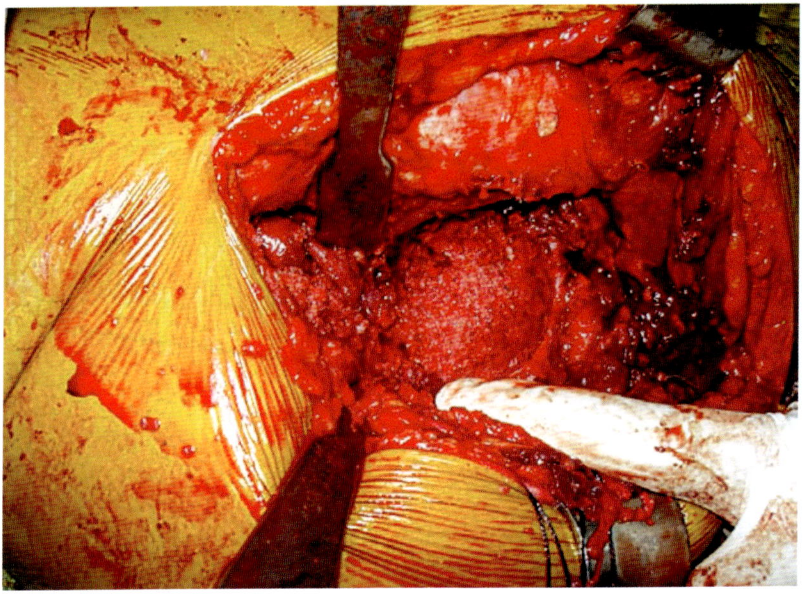

图 7.12 髋臼打压植骨。

股骨侧准备

再次摆放下肢对股骨进行处理，首先在小转子下方放置一个宽大的 Hohmann 拉钩，再在大转子尖端附近放置一个 Langenbeck 拉钩，用以保护外展肌。去除转子表面的软组织和骨赘(图 7.13)。使用箱式开槽器(图 7.14)打开髓腔，沿粗隆内侧皮质移除骨量(向一侧推动转子内侧面)，并且箱式开槽器的内侧缘应平行或稍低于股骨距的截骨平面(朝向地面获得前倾角)。用开槽器打开髓腔，贴紧转子内表面指向梨状窝方向，再用一个大型手动扩髓器进一步加深隧道至股骨干。使用骨锉、刮匙或最小号髓腔锉的外侧缘对转子的内表面进行锉磨，以去除内侧骨，防止股骨假体的内翻放置。有些外科医师制作外侧骨槽也是为了达到同样的目的(图 7.15)。

首先用最小号的髓腔锉锉磨(图 7.16)大粗隆内表面(去掉内侧骨，以防止内翻)，髓腔锉的内缘(图 7.17)平行或稍低(朝向地板，以获得前倾角)于股骨距截骨平面。进一步增加髓腔锉的尺寸，直到最大的髓腔锉开

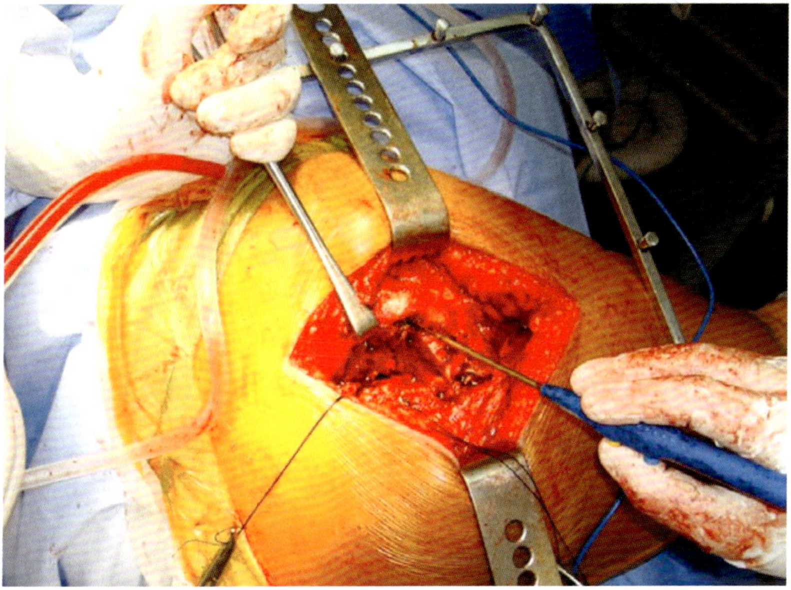

图 7.13　移除转子窝内的软组织和骨赘。

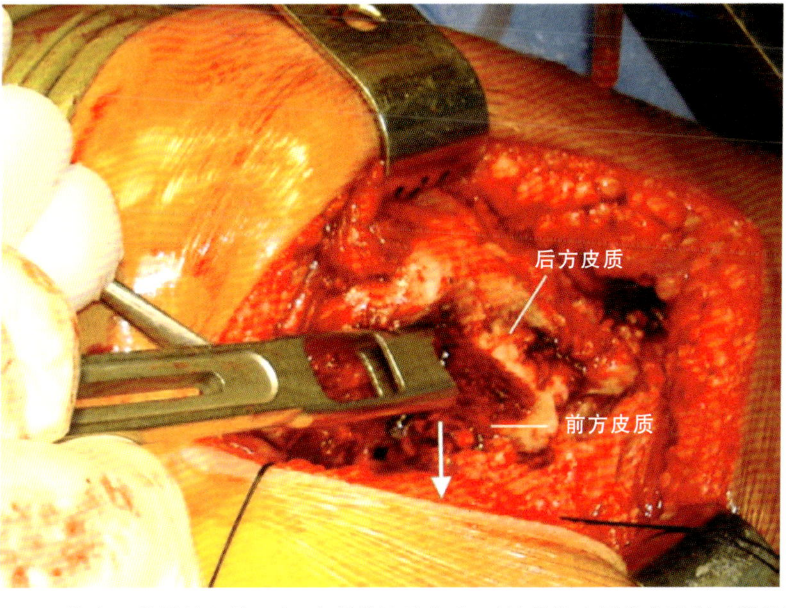

图 7.14　箱式开槽器的股骨入点，应紧贴转子内壁，开槽器的内侧缘应平行于股骨距的弧形内缘。

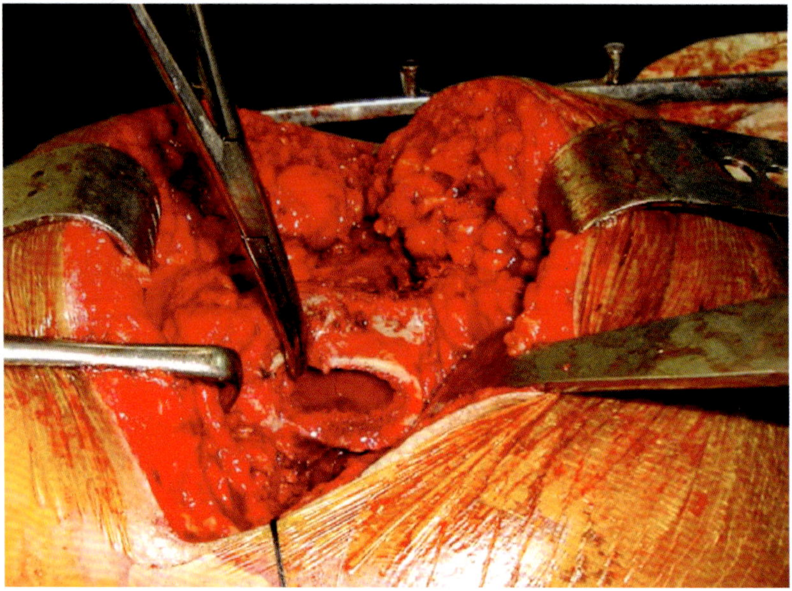

图 7.15 侧骨槽(某些医师会做,另一些医师通过用小号锉刀对外侧转子的内侧骨面进行锉磨,以防止股骨假体的内翻放置)。

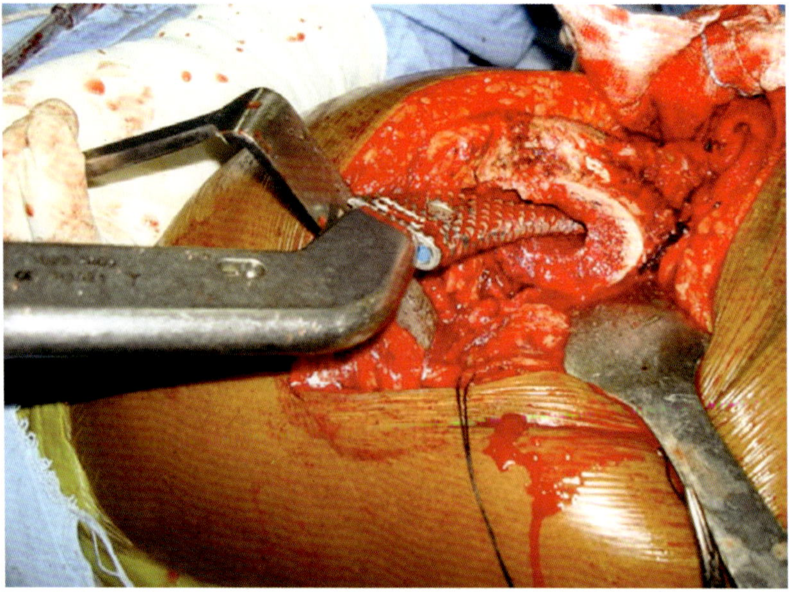

图 7.16 用最小号的髓腔锉开始扩髓(髓腔锉的外侧缘应贴紧外侧转子,同时保持前倾)。

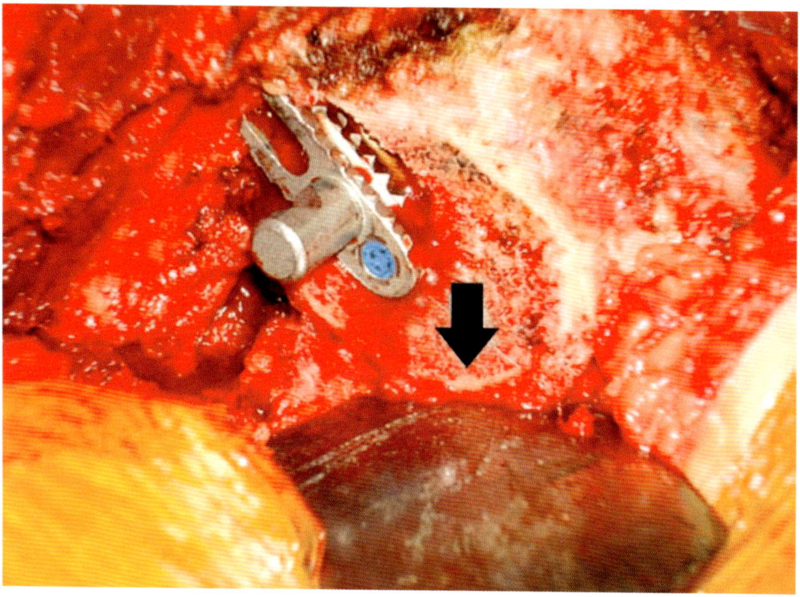

图 7.17　最后一把髓腔锉(在髓腔内无旋转,并且完全插入),并保留内侧股骨距处的松质骨(箭头所指)。

始对锤击产生阻力,并下降到髓腔内的预期位置(髓腔锉上的标记),并且不会在扭转或垂直拉动髓腔锉的手柄时移动。通过敲击插入髓腔锉近端的时候,保持足够的观察时间,如果不再往下进展,应停止锤击以防止骨折,并使用该型号的髓腔锉作为最终的股骨假体型号。

试复位

将颈部与髓腔锉和试模衬垫连接(根据不同的假体系统)。安装试头(从标准开始,颈长+0),在髋关节轻度屈曲状态下牵引复位髋(尽量避免外旋)。

颈长的调节主要是通过股骨头假体的尺寸(-,0,+)或偏心距(正常:132°;高:127°)来实现。

检查:运动范围、稳定性、肢体长度、撞击和外展肌松紧(一个手指的紧度)。

髋关节稳定性

后方稳定性主要在髋关节屈曲、内收和内旋时评估。当髋关节在屈曲90°、内收20°、内旋至少45°(图7.18)以及在内收和轴向应力下屈曲40°(所谓的睡眠位置)时应保持稳定(头部不应脱位或半脱位)。如果髋关节容易脱位，且股骨头可以手动从臼杯移开超过几毫米(即shuck试验，正常2~4mm)，则使用加长颈来增加髋关节的稳定性。术后，关节可能出现松动，但与shuck试验的关节松动相比，肢体长度相等更重要。即使shuck试验阳性，良好的假体位置和细致的后关节囊修复，不稳定/脱位的概率几乎为零。

前方稳定性检查主要通过外旋完全伸展髋关节时，将手指放在股骨头和颈的前方感觉前脱位或半脱位的方法进行。

尝试使用标准试头(0)，如果不稳定(纵向牵引头颈分离过大或在屈曲/内收/内旋转时脱位)或肢体短缩，可更换大一号的试头(+)。如果稳定

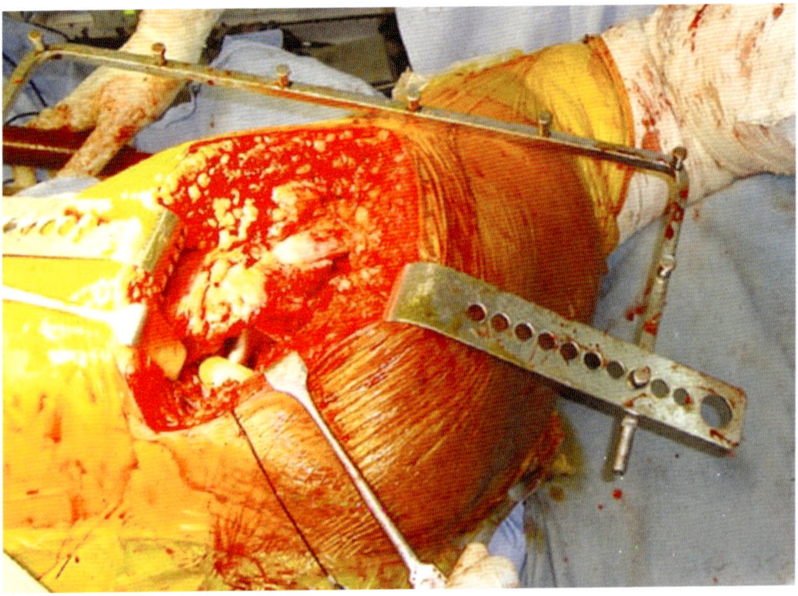

图7.18　通过Ranawat技术评估关节的稳定性。

性改善，但肢体长度增加(应接受稳定性成本上的最小延长)，则可以通过改变水平偏心距(将 132°调整至 127°)来提高稳定性。

最常见的不稳定原因是联合前倾角<40°、因骨赘和软组织松弛以及外展肌无力而发生的撞击。

双下肢长度

将骨盆向后推(如果没有髂骨支撑)，保持术侧肢体与健侧肢体在同一位置，双侧膝关节同一水平(在前后平面内)。肢体长度可以通过在两个膝关节的前表面(图 7.19)垂直放置一个平的 Hohmann 拉钩或骨凿来进行评估。两个膝关节在同一位置，并且双脚也在同一水平，表明肢体等长(如果使用髂骨支撑)或术侧延长(如果没有髂骨支撑，患者由于骨盆弯曲而向前倾斜)。肢体长度也可以通过测量[在髋关节脱位股骨颈截骨之前

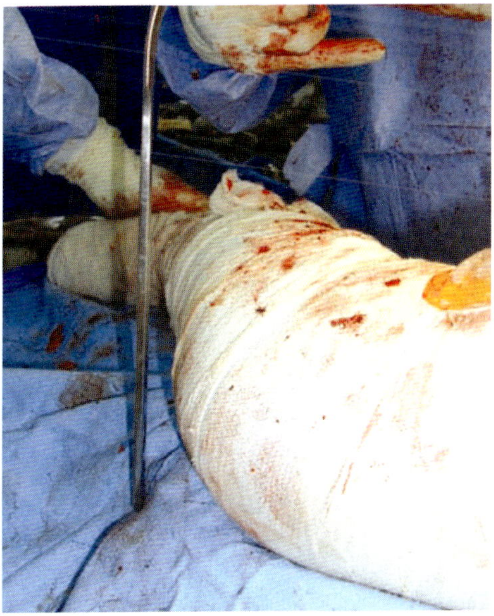

图 7.19 将膝关节和足部放在同一水平后评估下肢长度(Hohmann 拉钩放在非手术侧膝关节的前面，然后观察它是否接触手术侧膝关节；本例患者没有接触，说明手术侧肢体短缩)。

(图 7.20)和试复位或安装假体头后(图 7.21)]髋臼上下两个固定骨性标志之间的距离来评估。Ranawat 等的做法是在髋臼坐骨处垂直固定 1 枚斯氏针作为参考,采用特殊的测量工具,比较它与标记于大转子上固定钉之间的距离而完成的。

肢体显著缩短或不稳定可以通过增加股骨头尺寸(+)或增加水平偏心距(不增加肢体长度)来校正。如果在使用标准股骨头(0)的时候发现肢体较长,可更换小一号的股骨头同时进行稳定性检查,如果轻微不稳定,则可增加水平偏心距(从 132°调整至 127°)并重新检查肢体长度。

撞击

除了假体安装错误,撞击是导致脱位的最常见原因。造成假体颈肩部撞击的原因主要包括:骨赘(前下方的骨赘:在髋关节极度屈曲和内旋位时易诱发脱位)和附着于前方关节囊的软组织。

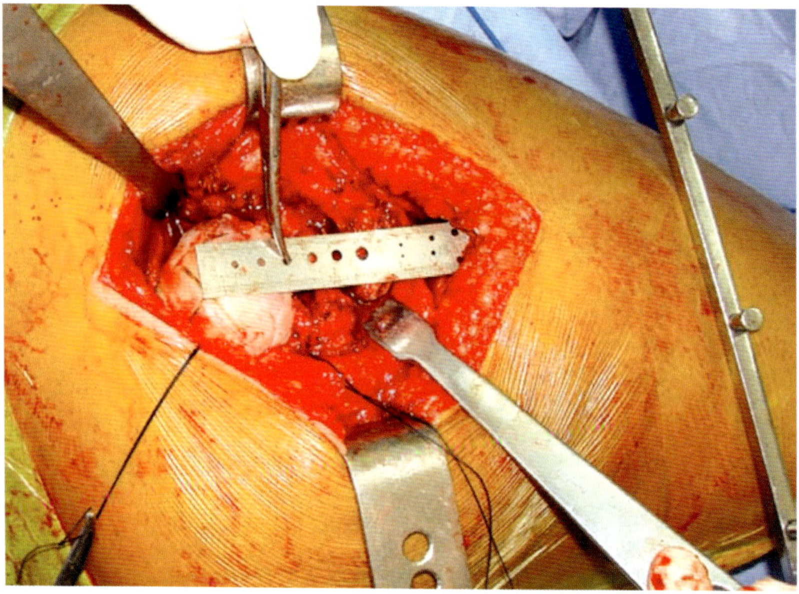

图 7.20 股骨颈截骨前进行股骨头中心至小转子距离(垂直偏心距)的测量。

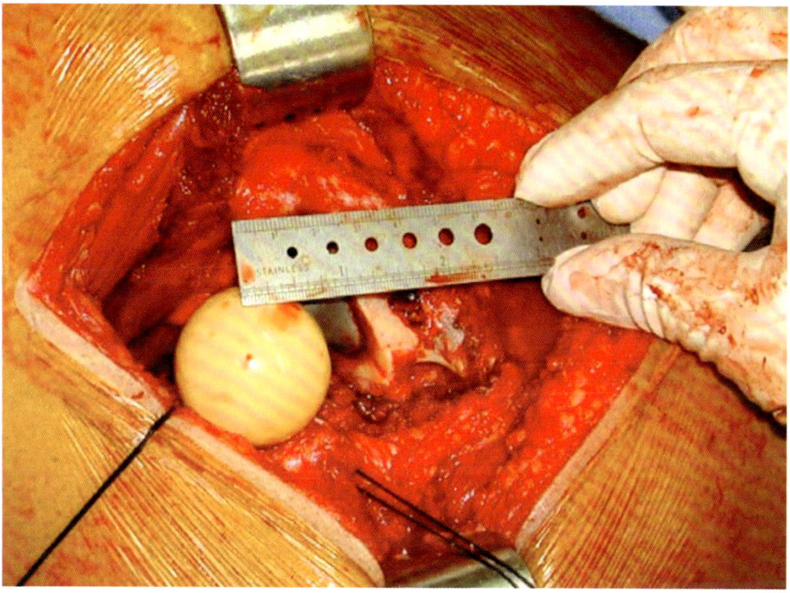

图 7.21　股骨头中心到小转子的距离。

假体的确定

移除试件，冲洗髋臼，用碎骨块（骨凿从股骨头或股骨髓腔内取出）填充小的囊腔。

将髋臼杯固定在导向器上，保持水平方向外展角 45°，平行肢体方向前倾角 10°~15°，用锤子打入髋臼窝。髋臼杯（图 7.22）应完全打入髋臼窝内（用血管钳检查），下缘应靠近髋臼横韧带的外缘，在移动定位导向杆时，臼杯不应出现微动（内外或上下方向移动）。

臼杯固定

如果臼杯是稳定的，直接压配：一般无需螺钉（外科医师偏好使用螺钉加强固定）。

如果稳定性不明确，骨量较差，老年患者：使用 2~3 枚螺钉在 Wasielewski 等[1]描述的安全区域内（臼杯的 10 点至 2 点范围）进行固定。最安全的是后上象限，可获得最大的固定强度（螺钉长度>25mm）。后下象限有臀下和

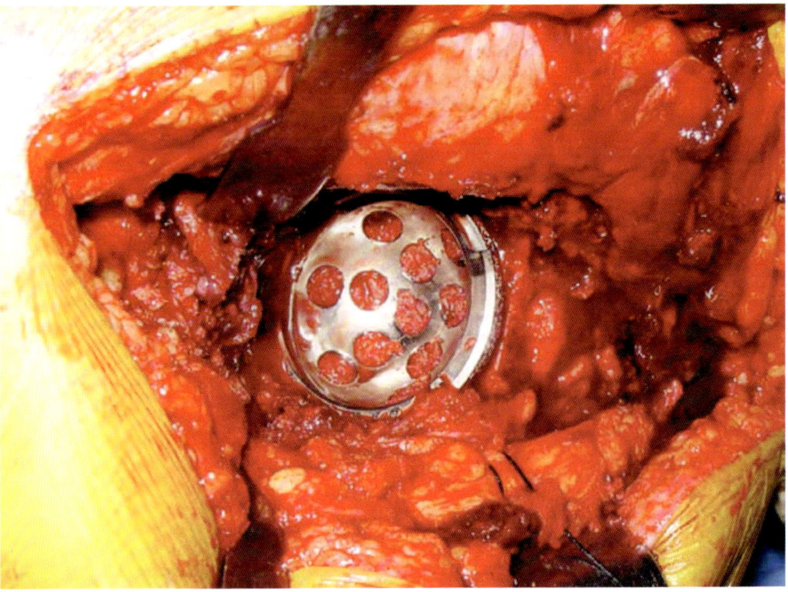

图 7.22　髋臼锉磨和压配植骨处理后固定牢固。

阴部内神经血管结构(螺钉长度应<25mm)。前上象限有髂外动静脉，前下象限有闭孔神经血管束(前象限螺钉长度<20mm)。应避免螺丝头突出造成聚乙烯内衬磨损。

内衬(图 7.23)：为使内衬安装到位，髋臼的边缘不应有骨赘和软组织。聚乙烯内衬的高边应放在后方或上方(如果外展较多)。内衬安装完成后需进行拔出试验，以检查位置是否合适。

股骨柄：先用手将股骨柄推入髓腔内(保持相同的前倾角，防止内翻放置)，然后用榔头打击(同样小心柄的位置和角度)至所需的位置。如果假体柄的近端未达到理想的位置：用手动锉或软锉再次扩髓移除远端多余骨量，用刮匙或薄骨刀移除近端多余骨量。经过这样处理后，大多数股骨柄均能下沉至理想位置。如果股骨柄还是差几毫米才能到位：可以维持此高度，调整股骨头假体的型号(改用小一号的试头)。

安装试模头并检查活动度、稳定性和肢体长度。然后安装陶瓷头并复位髋关节，并再次检查活动度、稳定性、肢体长度和外展肌松紧度。

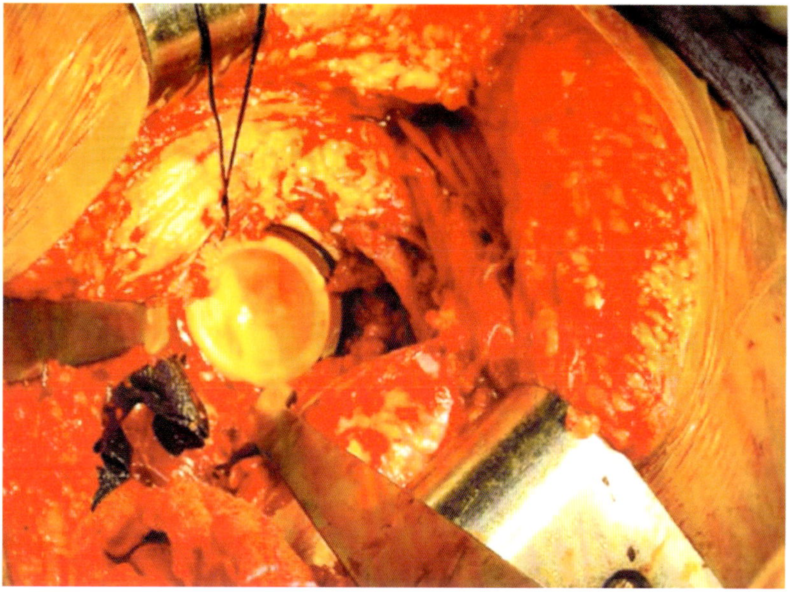

图 7.23　安装陶瓷内衬。

伤口关闭

维持术侧下肢外展外旋位，用缝线（外科医师的偏好：不可吸收/爱惜邦 2~5 号缝线），穿过梨状肌、外旋肌和部分股方肌，将其固定在大转子上面（图 7.24 和图 7.25）。

重建臀大肌的远侧部分（主要是纵向纤维，如果可能的话，包括横向纤维），用不可吸收/爱惜邦缝线（水平褥式缝合）缝合臀大肌的腱性部分，近侧部分采用可吸收微乔缝线缝合。深筋膜和皮下组织（如果脂肪组织过多，分两层缝合）均用可吸收线微乔缝线缝合。用订皮机、不可吸收线或皮内缝合关闭皮肤切口。

术后皮牵引：可用于轻度髋关节屈曲畸形（10°~15°）的患者，持续 3~5天。

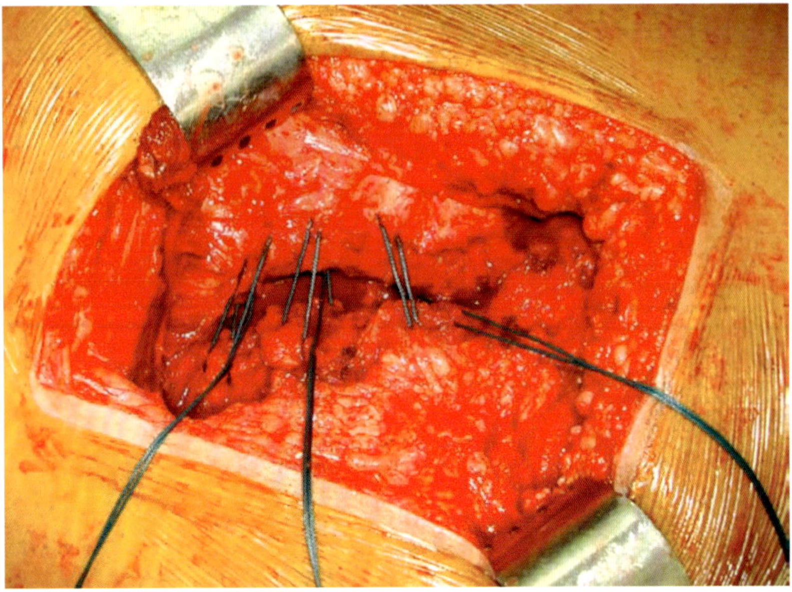

图 7.24 缝线穿过大转子修复外旋肌。

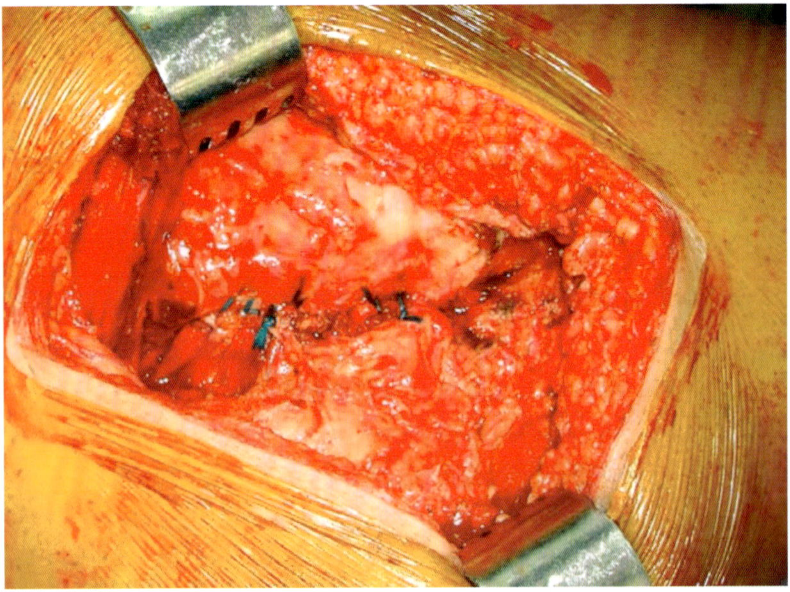

图 7.25 完成外旋肌修复。

（李甲 徐卫东 朱戈 译）

参考文献

1. Wasielewski RC, Cooperstein LA, Kruger MP, et al. Acetabular anatomy and the tranacetabular fixation of screws in total hip arthroplasty. BJS 1990;72 A:501.

第 8 章

复杂的初次全髋关节置换术

初次全髋关节置换术在某些原发性疾病，如髋臼内陷、发育不良、强直髋，以及股骨近端或髋臼骨折进行原位重建时会变得非常困难，需要术者具有丰富的经验。

内陷性髋关节的全髋置换术

问题

- 髋关节中心内移。
- 股骨头上移和内移导致髋臼呈椭圆形。
- 脱位困难。
- 股骨头脱位时股骨螺旋骨折的风险。
- 臼杯内侧支撑不足。
- 患肢短缩。
- 坐骨神经：紧靠关节。

THR 的要点与技巧

- 术前模板对下肢不等长进行测量。
- 通过额外的软组织松解和后方骨赘骨切除脱位髋关节。如果无法脱位，则进行原位股骨颈截骨。
- 髋臼内壁植骨（松质骨）支撑臼杯（图 8.1 和图 8.2）。

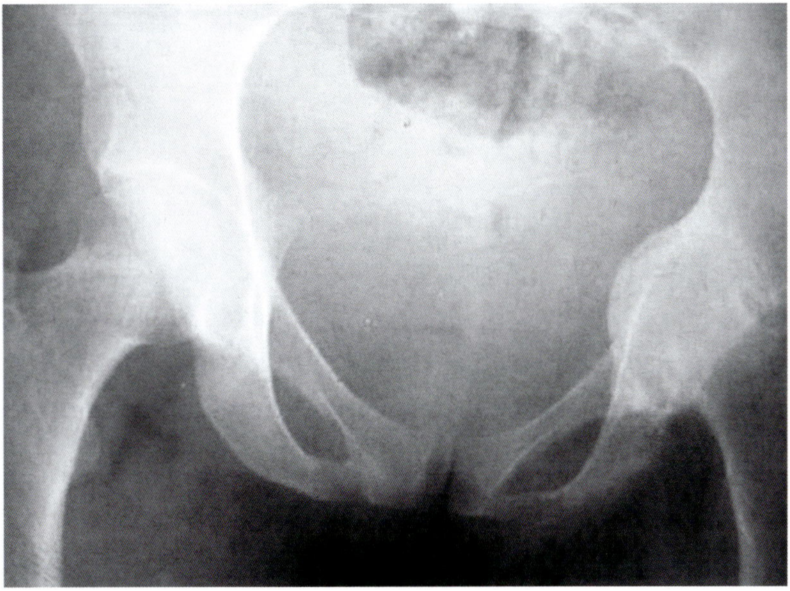

图 8.1　左侧内陷性髋关节。

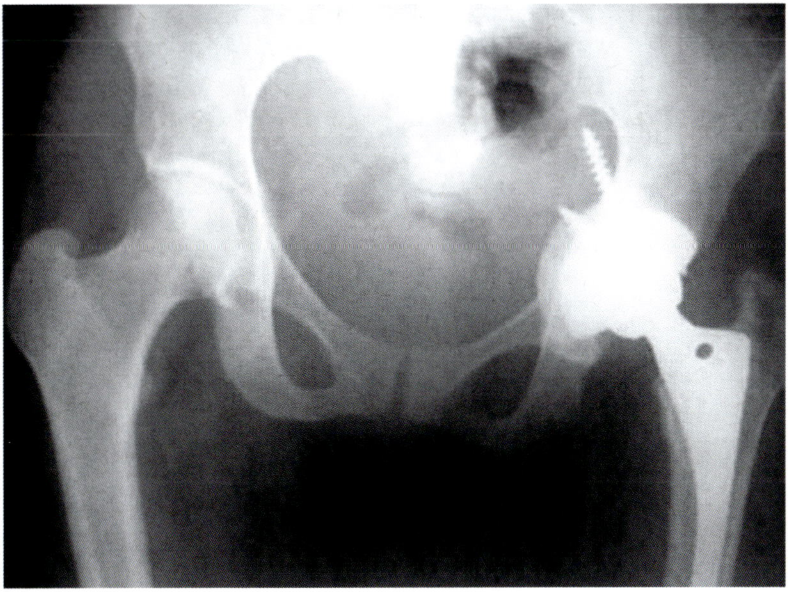

图 8.2　THR 术后内壁植骨良好。

- 仔细锉磨以形成完整的髋臼边缘，切勿对髋臼上缘进行优先锉磨，造成髋臼上方医源性缺损或髋关节中心上移。
- 绝对不要锉磨/加深髋臼内壁。
- 外周锉磨以获得更好的外周匹配。

强直髋的全髋关节置换术

问题

FABER（屈曲、外展和外旋）畸形并不罕见。

- 这些畸形的暴露非常困难。
- 这种髋关节难以脱位（图 8.3 和图 8.4）。
- 需要临时对股骨颈进行原位截骨，然后反向锉磨融合的股骨头，直

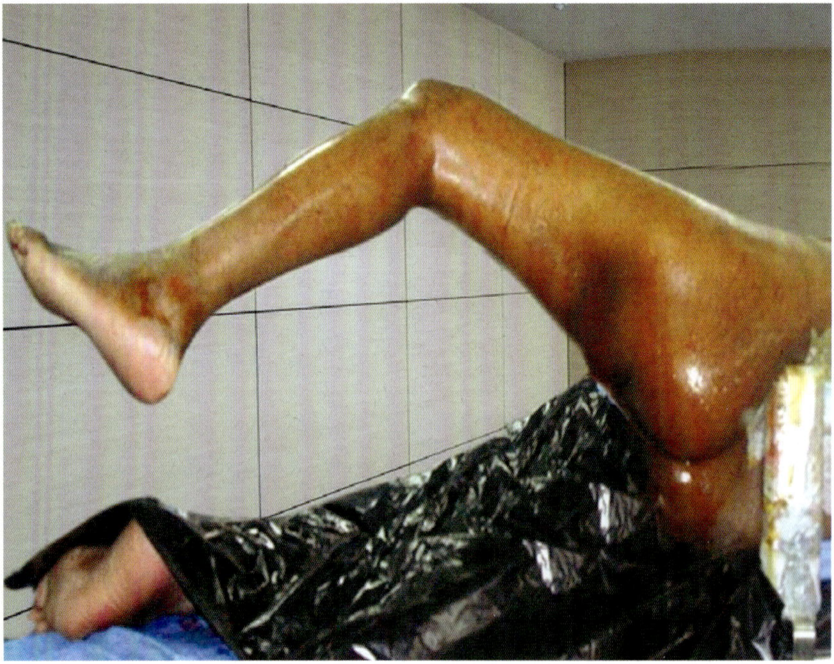

图 8.3 FABER 畸形。

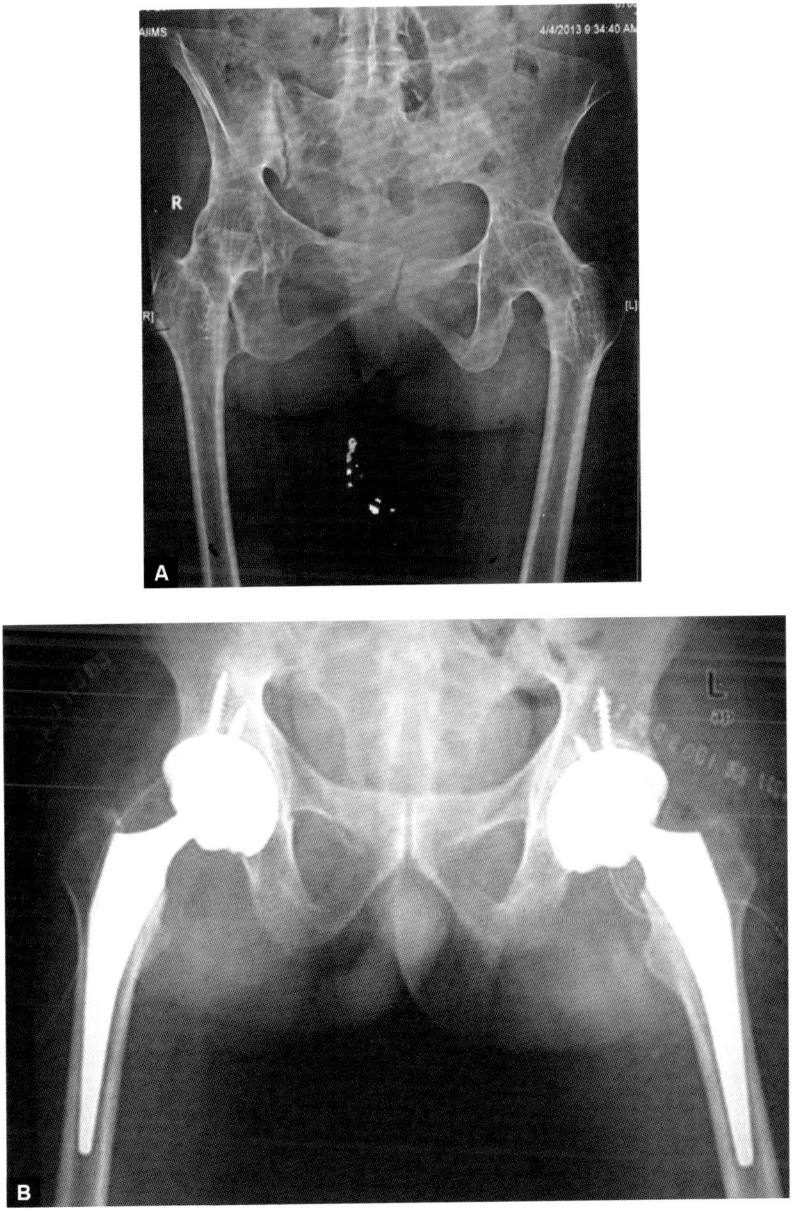

图 8.4　(A)一例双侧髋关节强直病例；(B)双侧全髋关节置换术后 X 线片。

到看到髋臼表面，再进行精确的股骨颈截骨(图 8.5)。

• 对于这些年轻、活动量大的患者来说，非骨水泥假体是最好的选择。

• 这些患者往往存在股骨侧的外旋畸形和前倾角增加。

• 由于失用性骨质疏松，应避免对髋臼的过度锉磨，保留髋臼外上缘的骨量可提供非骨水泥臼杯的支撑[1]。

• 由于各种原因，患者往往会出现前方不稳或脱位，包括髋关节过伸时[1]诱发臼杯前倾角和外展角增加，股骨侧外旋和前倾角增加导致假体颈部或大转子向后撞击，或在安放假体和(或)复位髋关节时存在困难[2]。

• 异位骨化率高。

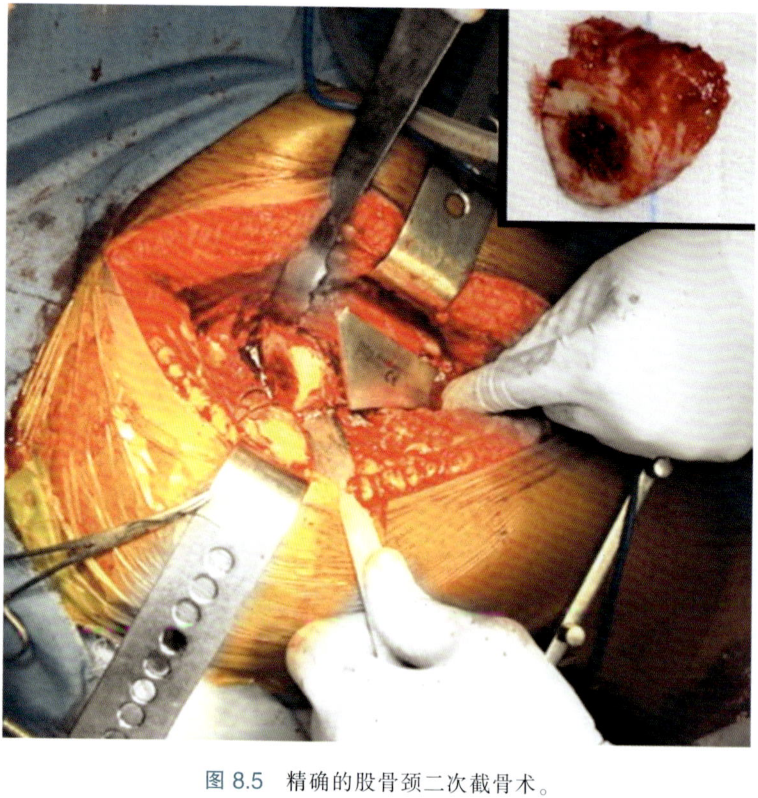

图 8.5 精确的股骨颈二次截骨术。

THR 的要点与技巧

股骨颈截骨时，应尽量靠近颈的基底部，触及小转子的位置和耻骨-股骨弓。股骨颈截骨可能需要两个步骤。

- 先进行原位暂时性股骨颈截骨（避免切入大转子、股骨距和髋臼后壁）。然后进行确定性截骨。
- 在对髋臼进行锉磨期间，保留髋臼外上缘的固定螺钉，这将为非骨水泥臼杯提供支撑，并且避免臼杯过度垂直放置。
- 移除剩余的股骨头碎片。
- 使用连续的髋臼锉向内锉磨，直到卵圆窝的软组织，提示深度已达原始关节面。避免对髋臼前后壁过度锉磨。建议使用小号臼杯。
- 软组织松解：用于屈曲畸形松解前、上关节囊，髂腰肌和股直肌（如果需要）。
- 对于严重畸形（考虑二期手术或双切口技术）：首先采用前方入路在仰卧位影像引导下完成股骨颈截骨，然后进行常规后路手术。
- 可能需要进行大转子截骨或滑移，但不应常规进行。
- 术后连续使用吲哚美辛 2 周，以预防异位骨化。

髋关节发育不良

问题

- 髋臼发育不良伴臼壁倾斜（图 8.6）。
- 通常为前外侧和上壁缺损。
- 由于严重的软组织挛缩和以前的儿童骨盆截骨术造成的髋臼暴露困难。
- 大转子上移（高位脱位），颈干角增大，股骨前倾角增大。
- 股骨近端髓腔变窄，或由于先前的股骨截骨术可能会变形。
- 内收肌挛缩。

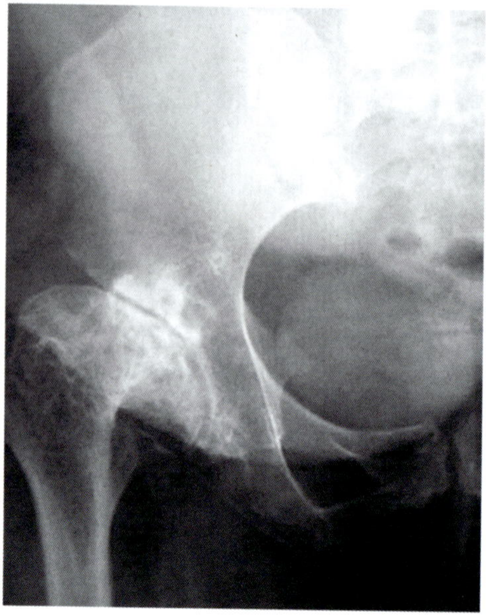

图8.6 髋关节发育不良伴髋臼后上壁缺损。

THR的要点与技巧

- 目标应该是将臼杯放在真臼的位置，最大限度地保存骨量并恢复髋关节的解剖中心。
- 常规使用小号的臼杯。
- 从最小尺寸的髋臼锉开始，不要对髋臼外侧壁过度锉磨。
- 骨移植：如果臼杯的覆盖率>70%，无需移植。如果未覆盖面积>30%：使用弧形的自体股骨移植物，用拉力螺钉固定(图8.7至图8.9)。如果未覆盖面积>45%：使用骨水泥臼杯，自体/异体股骨头移植物提供支撑。
- 股骨：良好的软组织松解–前方关节囊，髂腰肌，臀大肌，甚至在某些屈曲畸形的患者需要松解股直肌，或股骨颈截骨后将股骨下移。
- 使用专门设计的短/低偏心距CDH柄。
- 高位脱位：可能需要转子下缩短截骨术。
- 极度前倾的患者需要用到组配式或骨水泥柄。

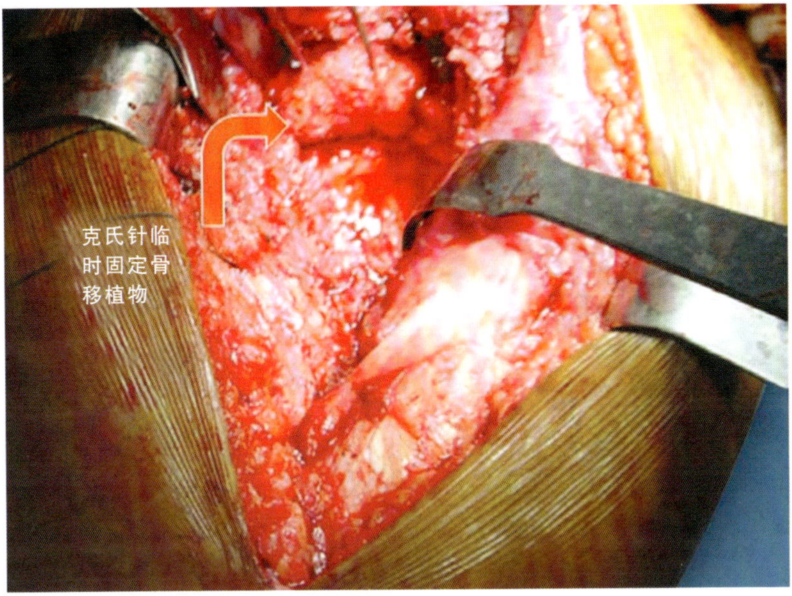

图 8.7　临时固定用股骨头制备的骨移植物。

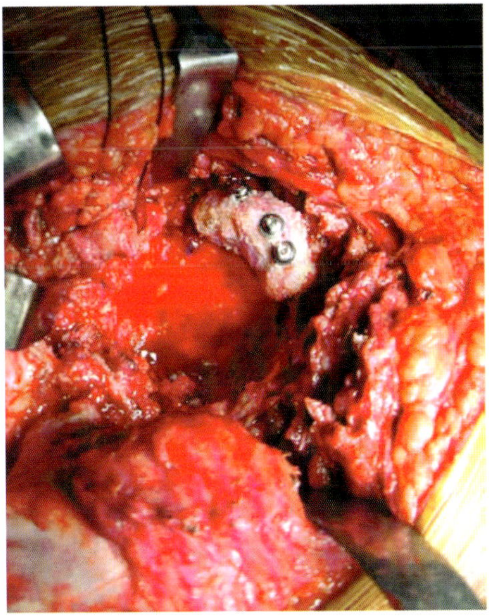

图 8.8　用螺钉最终固定从股骨头制备的骨移植物。

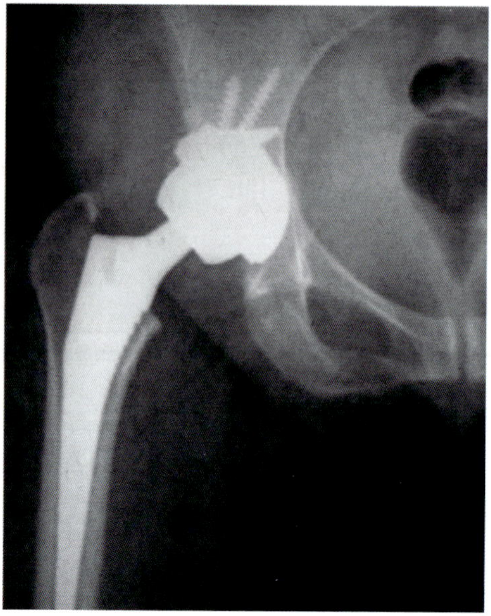

图 8.9 髋关节置换术后 X 线片。

（李甲 徐卫东 童文文 译）

参考文献

1. Kilgus DJ, Namba RS, Gorek JE, et al. Total hip replacement for patients who have ankylosing spondylitis: the importance of formation of heterotopic bone and of the durability of fixation of cemented components. J Bone Joint Surg Am 1990;72:834.
2. Tang WM, Chiu KY. Primary total hip arthroplasty in patients with ankylosing spondylitis. J Arthroplasty 2000;15:52.

第 9 章

全髋关节置换术并发症

血肿形成

血肿常见的原因是损伤股深动脉第一穿支，该动脉位于臀大肌深层(在松解屈曲挛缩时)或闭孔动脉的分支(当从髋臼下缘移除骨赘或切开松解肥厚的横韧带以充分显露视野时)。

预防措施是通过闭合引流达到适当的动态平衡(有争议)。治疗措施包括纠正易感因素(凝血病、药物)、加压包扎,必要时采用外科引流(伤口裂开或坏死、感染、筋膜间室综合征)和封闭负压引流。

死亡率

住院死亡率:0.16%~0.52%。

90 天内:初次全髋关节置换术为 1%,髋关节翻修术为 2.5%。

异位骨化(图 9.1)

高达 10%的病例会出现异位骨化。在创伤后继发骨性关节炎(增生性骨赘)和以前有异位骨化病史的患者中更为常见。在强直性脊柱炎、弥漫性特发性骨质增生症、Paget 病和单侧肥大性骨关节炎的病例中也可见。

常见的发病部位是内收肌和髂腰肌区域，术后 3~4 周以钙化的形式出现,治疗方法包括非甾体消炎药(吲哚美辛)或低剂量(500cGy)放疗(术前和术后)。

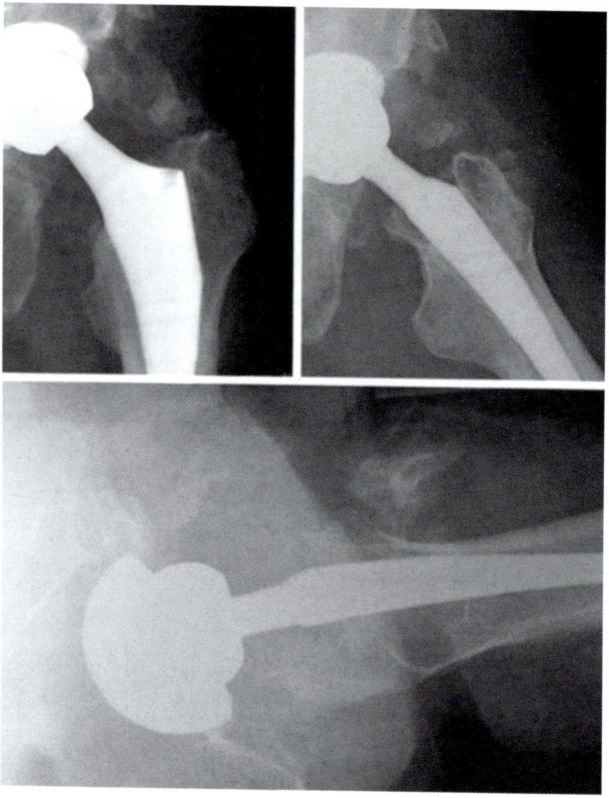

图 9.1 THR 术后异位骨化的典型病例。

血栓栓塞

不论采用什么样的药物预防，文献报道的初次髋关节或膝关节置换术后致死性 PE(肺栓塞)的发生率一直维持在 0.1%~0.2%之间[1,2]。更好的术后护理、疼痛管理和早期活动已大大降低了血栓栓塞现象的发生率。

神经损伤

初次 THR:0.7%~3.5%。

翻修 THR:3.2%~7.5%。

在伤口暴露时可能损伤坐骨神经[神经紧张、翻修、DDH、外旋畸形，头颈部吸收，由于髋臼后软组织的严重挛缩，由于水泥、臀下血肿或过度延长(>4cm)]。大多数患者神经损伤无法完全恢复，只有极少数完全恢复。应给予患者防旋鞋，以防足内翻。股神经损伤可由切除前关节囊放置到髂腰肌前的牵开器或髋臼准备时股骨过度牵引造成。大多数患者神经功能都能完全恢复，需给予患者膝关节支具直到神经恢复。闭孔神经可能由前下象限的螺钉、溢出的水泥或拉钩牵拉损伤。

血管损伤

这些是非常罕见的并发症(0.2%~0.3%)，通常在翻修手术中出现(由于螺钉、骨水泥、钛网的直接损伤或由于放置在髂腰肌前部的拉钩牵拉损伤)。

肢体长度差异

患者更加担心延长(特别是单侧髋关节疾病)而不是缩短。延长达1cm，耐受性好，但过度延长可能导致跛行或坐骨神经损伤(>2.5~4cm)。术前模板设计结合术中测量是获得肢体等长的最准确方法。

不稳(脱位和半脱位)

初次人工关节置换术后脱位的风险为 2%~5%[3]。一半以上的脱位发生在术后前 3 个月内，超过 3/4 发生在术后一年以内[4]。导致不稳的因素包括假体位置不良(过度前倾或后倾、不合适的偏心距或股骨头中心)、软组织张力不足、外展肌功能不全、股骨假体颈部对髋臼上缘的撞击(极度屈曲内旋位)、创伤、关节活动超过极限、后路手术、翻修手术以及小号股骨头假体。后脱位发生的原因通常是前倾角过小(髋关节屈曲、内收、内旋)，前脱位的原因通常是前倾角过大(髋关节屈曲、外展、外旋)。前脱位在后路手术中很少见。诊断主要依靠肢体长度差异和影像学改变(髋关节正侧位片)。治疗上首先评估脱位的原因，多采用在镇痛或麻醉下的闭合复位(髋膝关节屈曲 90°位向下牵引，骨盆固定并反向牵引，大腿轻度外展，或使用 Allis、Stimson 法复位)。如果闭合复位失败(由于软组织嵌入、内衬移位、软组织松弛或复位不稳)，则计划进行开放复位，并准备更换假体组件(衬垫/股骨头/臼杯/股骨柄)。复发性脱位通常是由于假体位置不良、外展功能不全或松弛软组织而发生的，并且最好通过翻修手术来解决。

(徐一宏 徐卫东 译)

参考文献

1. Douketis JD, Eikelboom JW, Quinlan DJ, et al. Short-duration prophylaxis against venous thromboembolism after total hip or knee replacement: a meta-analysis of prospective studies investigating symptomatic outcomes. Arch Intern Med 2002; 162(13):1465-71.
2. Brookenthal KR, Freedman KB, Lotke PA, et al. A meta-analysis of thromboembolic prophylaxis in total knee arthroplasty. J Arthroplasty 2001;13(3):293-300.
3. Mahoney CR, Pellicci PM. Complications in primary total hip arthroplasty: avoidance and management of dislocations. Instr Course Lect 2003;52:247-55.
4. Woo RY, Morrey BF. Dislocations after total hip arthroplasty. J Bone Joint Surg Am 1982; 64:1295-1306.

第 2 部分

膝关节置换术

第 10 章

膝关节的应用解剖学

膝关节

膝关节是人体最大的滑囊关节。

关节的组成部分

股骨远端、胫骨近端和髌骨关节面(图 10.1)。

半月板:有两块半月板。内侧半月板边缘附着在关节囊和内侧副韧带上。外侧半月板附着在腘肌腱上。两块半月板在前方通过横韧带连接(图 10.2)。

髌下脂肪垫:将滑膜与髌韧带分开。为了髌骨能够外翻,必须部分切除髌下脂肪垫(图 10.3)。

髌韧带:位于髌骨下方,是股四头肌肌腱的延续(图 10.4)。髌韧带起点位于髌骨下极,止点位于胫骨结节。松解软组织和髌骨外翻时应注意防止髌韧带损伤。

外侧副韧带:起止点分别附着于股骨外侧髁和腓骨头外侧表面。

内侧副韧带(图 10.5):起点附着在股骨内侧髁上方,刚好位于内收肌结节的远端,止点在胫骨内侧边缘和平台内侧下方,在缝匠肌、股薄肌和半腱肌附着点的后上方。在股骨和胫骨截骨时,应保护好内侧软组织袖套。

前交叉韧带:止点位于胫骨髁间前方的关节面上,起点位于股骨髁间

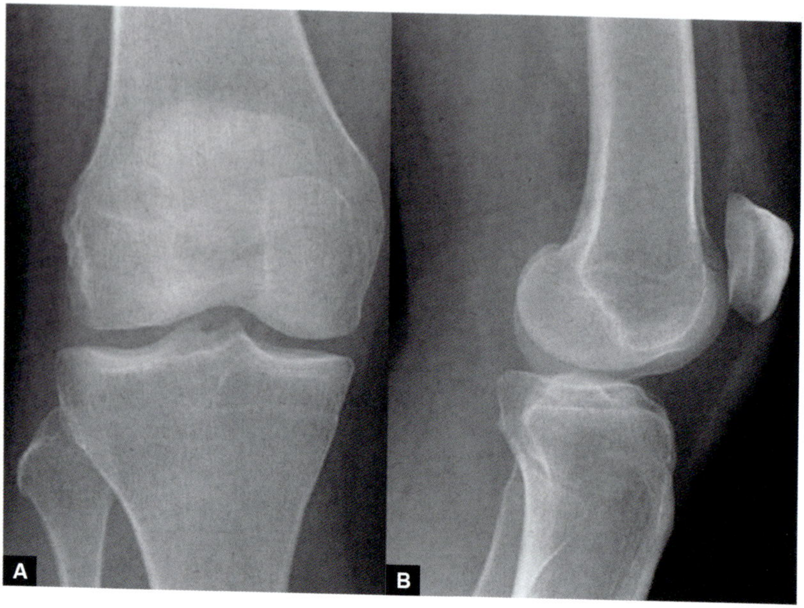

图 10.1 (A,B)膝关节正位片和侧位片。

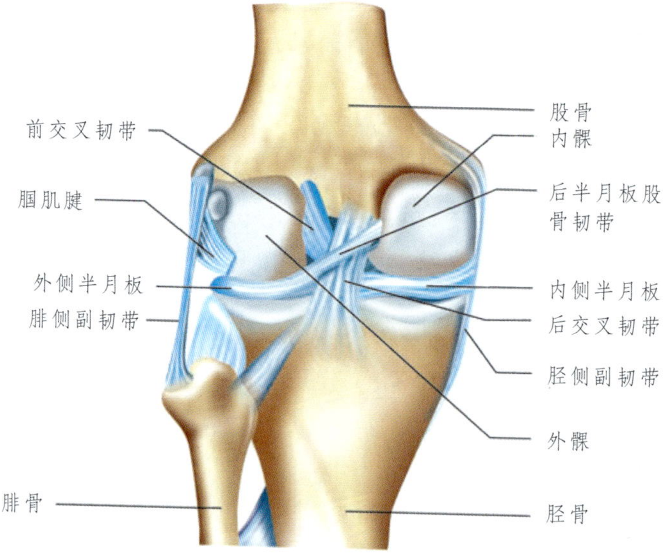

图 10.2 半月板、腘肌和交叉韧带示意图。

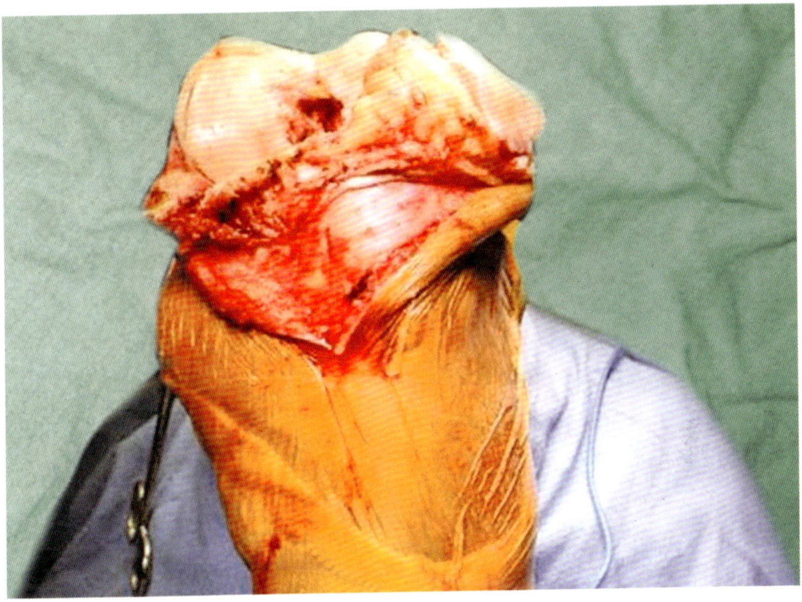

图 10.3　暴露的膝关节。

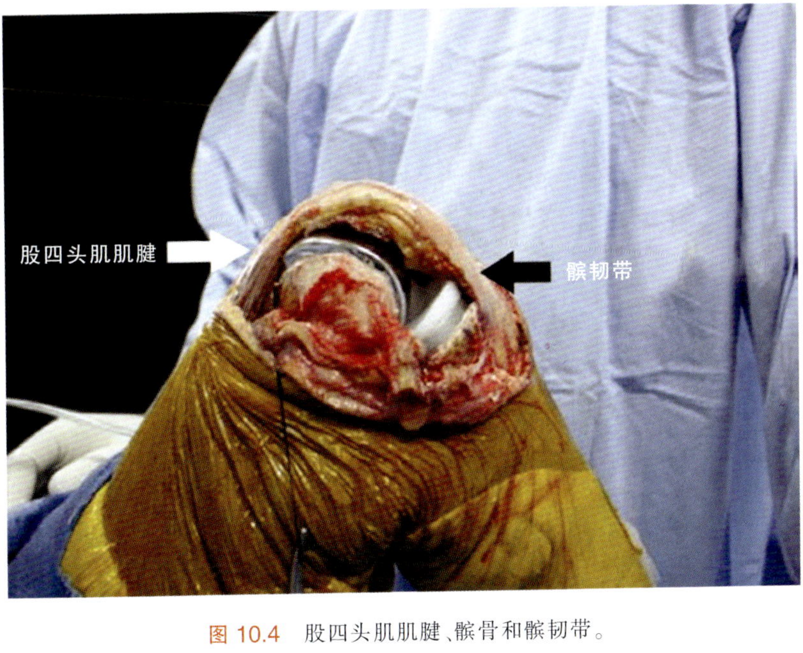

图 10.4　股四头肌肌腱、髌骨和髌韧带。

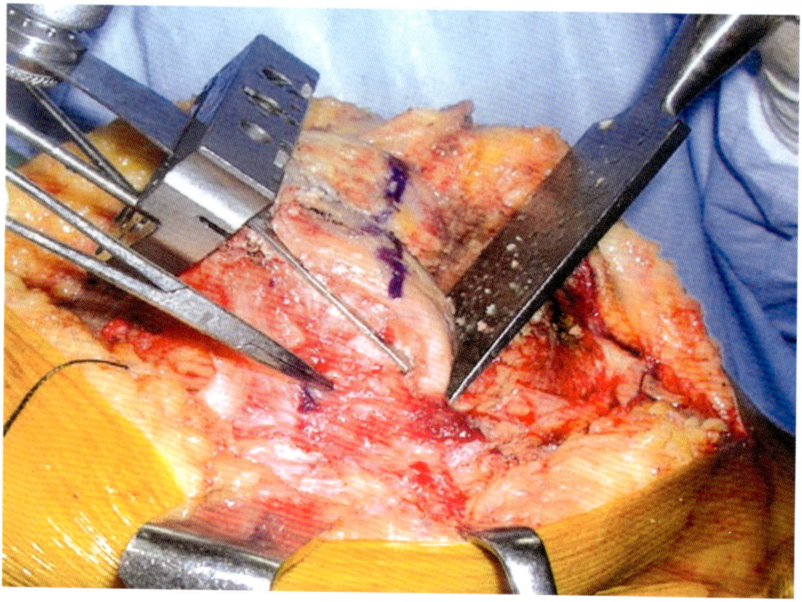

图 10.5 内侧副韧带(止血钳尖端)。

窝外侧壁后方的关节面上。

后交叉韧带:止点位于胫骨髁间的下后方,起点股骨髁间窝的内壁上方。

血供：由股动脉、腘动脉和旋股外侧动脉的下降支和膝关节分支供应。

神经支配:由闭孔神经、股神经、胫神经和腓总神经分支支配。

Q 角:是股骨的解剖轴延长线和髌骨中心与胫骨结节连线的夹角(图 10.6)。Q 角过大容易引起髌骨向外侧半脱位。

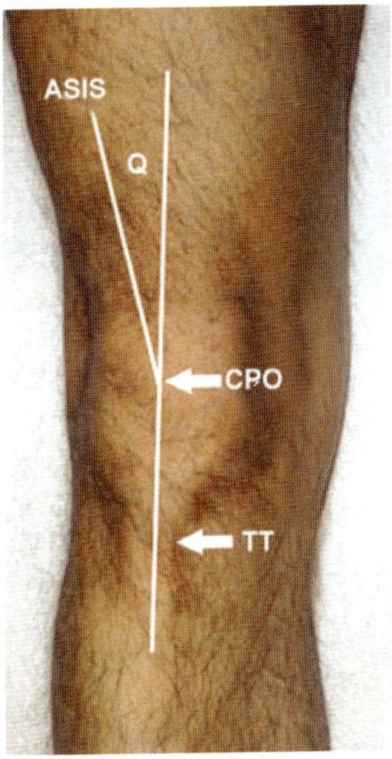

图 10.6　Q 角：髌骨中心(CPO)与胫骨结节(TT)连线和髌骨中线至髂前上棘(ASIS)的夹角。

(张国宁　王文良　译)

第 11 章

膝关节置换术的历史和生物力学

- Fergusson(1861):用截骨矫形术治疗膝关节炎。
- Campbell(1930):提出使用关节置换(游离筋膜移植)治疗关节炎。
- Campbell 和 Boyd(1940)和 Smith-Petersen(1942):制作关节置换模型。
- Frank Gunston(1960—1968):一位来自加拿大约翰·查恩雷髋关节中心的外科医师,第一次将骨水泥金属假体用于膝关节置换。

全髁假体(TCP)(Zimmer,Warsaw,IN):首先由 Insall 于 1974 年设计。它是交叉韧带切除的骨水泥型膝关节假体，具有相对一致的胫股关节形合度。稳定性取决于屈伸位的软组织平衡,以及冠状面和矢状面的关节顺应性。但存在胫骨向后半脱位、活动范围(90°~100°屈曲)较小、爬楼梯能力较差以及股骨后干骺端与胫骨关节面撞击(95°屈曲时)等问题。为了解决这些问题,1978 年出现了名叫 Insall Bernstein 后稳定假体(IB-Ⅰ)的新设计(改良 TCP)。它以股骨凸轮(替代后交叉韧带的力学机制)与胫骨平台中柱相关节,可作为被切除的后交叉韧带的替代物。初期所有的胫骨假体都是由聚乙烯制成,1981 年改用金属。1987 年,为了更好地容纳胫骨组件、内衬、假体柄和垫块,一种新的组配式假体 IB-Ⅱ问世。Insall 对 IB-Ⅱ进行进一步改良,研发出两种新的假体:Legacy 后稳定型膝关节假体(LPS)(Zimmer,War,IN)和 LPS-Flex(同时具有固定和活动平台的胫骨组件)。

正常膝关节与人工膝关节的差异见表 11.1

正常膝关节和人工膝关节的生物力学

下肢解剖轴(图 11.1):沿着股骨长轴延伸,与胫骨长轴相交,与机械轴呈 6°外翻,与人体垂直线呈 9°外翻。

机械轴(图 11.1):在站立的下肢全长片上,从股骨头的中心到距骨穹隆中心的连线。中立位机械轴为股骨头中心到踝关节中心(从胫骨平台中

表 11.1　正常膝关节和人工膝关节的差异

	正常膝关节	人工膝关节
胫骨关节面	• 和人体垂直线呈 3°内翻角	• 和胫骨长轴呈 90° • 10mm 的胫骨被切除，以适应胫骨平台(10mm)的最小厚度 • 髓外定位的内旋可导致胫骨关节面向后外侧倾斜，外旋可导致其向后内侧倾斜
股骨远端关节面(外翻)	• 相对于胫骨关节面，股骨远端关节面呈 9°外翻（解剖轴相对于机械轴呈 6°外翻+胫骨关节面的 3°内翻）	• 和胫骨呈 90°夹角（没有 3°内翻),股骨外翻减少至 6°(达到中性机械轴水平） • 股骨厚度远端截骨须和假体厚度相等
股骨远端关节面(旋转)	• 屈曲状态下，由于股骨后髁相对于胫骨内翻关节面的不对称性(内侧髁比外侧髁高出 2mm),关节面须保持和地面平行	• 和胫骨关节面呈 90°，外侧间隙大于内侧 • 为了平衡股骨，相对于后髁截骨时须保持 3°外旋(在后髁截骨时内侧髁须厚于外侧髁)
髌骨		• 一般来说,在截骨后须保留 12~15mm 髌骨厚度
股骨假体		• 在矢状面保持 6°外翻、3°外旋,和股骨长轴呈 90°,必须位于中心或偏外侧

心到距骨穹隆中心)，穿过膝关节(髁间窝中点和胫骨平台中心)。

锁定机制：在伸膝过程中，胫骨相对于股骨外旋(膝关节屈曲时相反)。

J 曲线(图 11.2)：横轴在屈曲和伸展中不断变化，并沿股骨髁呈 J 形曲线。

股骨回滚(图 11.3)：随着膝关节屈曲的增加，股骨回滚到胫骨髁上。

聚乙烯

TKR 中的聚乙烯内衬通常有以下三种形状。

(1)扁平聚乙烯表面：扁平的关节表面由于与股骨在矢状面上的吻合度较低，因此会产生高接触应力区域。

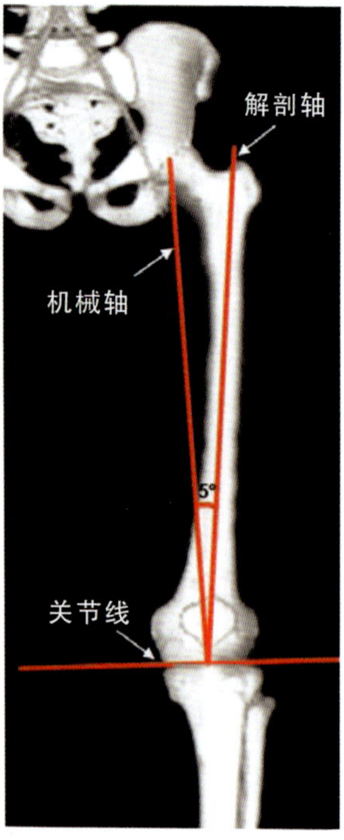

图 11.1　机械轴(MA)、垂直轴(VA)和股骨干轴(FSA)。

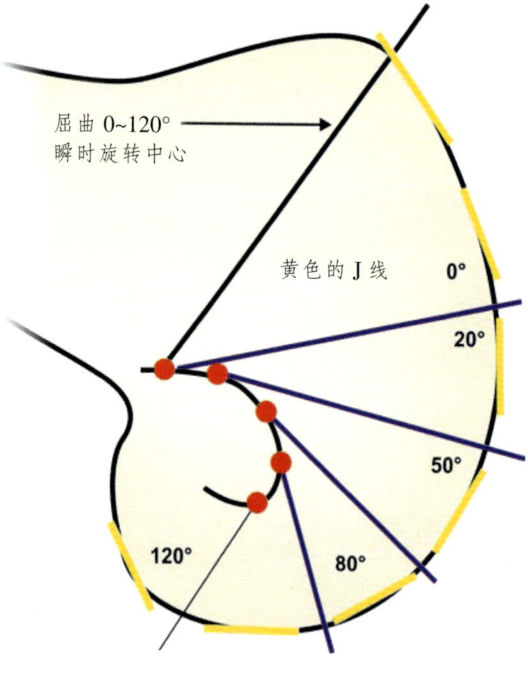

图 11.2　从 0~120°旋转中心(ICR)的改变形成 J 曲线。

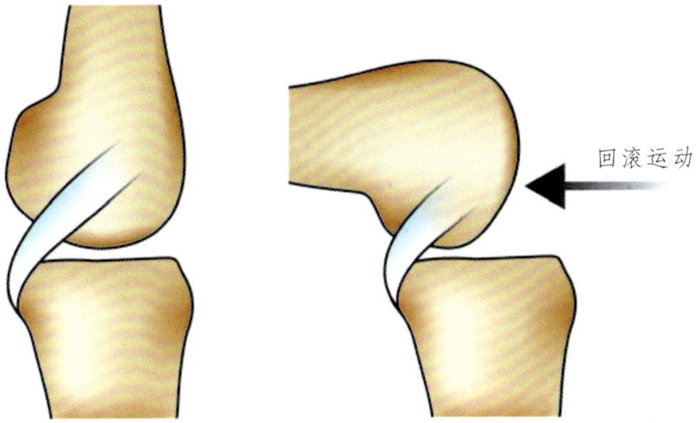

图 11.3　屈曲过程中股骨在胫骨面上的回滚运动。

(2)中柱聚乙烯表面：为后交叉韧带被替代型假体的凸轮结构和股骨回滚机制而设计。

(3)碟形聚乙烯表面：在冠状面和矢状面上具有更好的形合度。

(张国宁　王文良　译)

第 12 章 假体和患者的选择

膝关节骨性关节炎

膝关节骨性关节炎多见于女性患者。

临床特点

- 活动、负重、上下楼和久坐后站起时疼痛。
- 畸形。
- 弹响。
- 不稳定。
- 僵硬。

放射学特点

骨关节炎 Kellgren 分期(图 12.1)[48]

0 期：无异常。

1 期：初期骨关节炎，骨赘突出。

2 期：中度关节间隙狭窄，软骨下骨中度硬化。

3 期：关节间隙狭窄>50%，股骨髁圆钝，广泛软骨下骨硬化，广泛骨赘形成。

4 期：关节破坏，关节间隙消失，胫骨和股骨髁软骨下骨囊性变，关节半脱位。

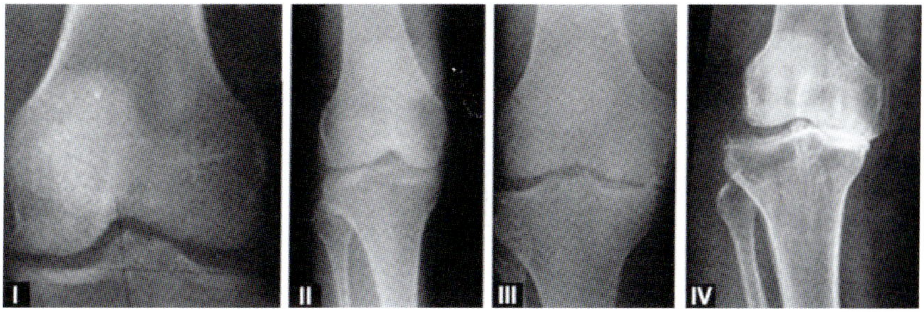

图 12.1　骨关节炎 Kellgren 分期。

治疗

保守治疗

保守治疗包括改变生活方式(避免交叉腿坐、蹲下、长时间爬楼梯和使用蹲式厕所)、止痛药(非甾体消炎药、阿片类药物)、物理疗法(股四头肌锻炼、局部超声、干涉疗法)和助行器(拐杖/手杖、鞋楔)、双醋瑞因、关节内类固醇和透明质酸注射。

手术治疗[49-51]

保膝治疗：

- 关节镜灌洗、清理、清创术。
- 骨刺激：微骨折、钻孔、磨损成形术。
- 关节表面修复：自体骨软骨移植(OCT)、自体软骨细胞移植(ACT)。
- 关节周围截骨术：胫骨高位截骨术。

关节置换术

- 部分置换：单髁膝关节置换、髌股关节置换。
- 全膝关节置换术。

全膝关节置换术的合适患者

- 体型偏瘦。
- 基础疾病少。
- 中度体力活动者。
- 关节活动度好。
- 非高龄患者。
- 非年轻患者。

全膝关节置换的指征

- 保守治疗无效的进行性原发性关节病。
- 疼痛和功能受限,已影响生活质量。
- 静息痛或夜间痛。
- 关节畸形或不稳定。

禁忌证

- 近期膝关节或其他部位感染。
- 因其他医学疾病不适合置换的患者。
- 伸膝装置不完整或严重功能障碍。
- 肌无力导致关节反屈的患者。
- 神经性关节病患者。
- 病态性肥胖患者。

单侧对比双侧全膝关节置换:仍存在争议,文献各有依据。不同的研究分别报道了一期双膝置换的优缺点(表12.1)。

交叉韧带保留型术式对交叉韧带替代型术式(图12.2和表12.2)

对于后交叉韧带,手术医师有三种理念。

保留:认为后交叉韧带的保留可以提供更大的关节活动度和对称的步态(尤其是在爬楼梯时),因为保留后交叉韧带能更好地控制股骨回滚。

表 12.1　单侧和双侧全膝置换的比较

	双侧	单侧
指征	年轻和中老年患者	老年患者，>75 岁
优点	• 住院时间短，康复更好，费用更少[1,2] • 功能恢复更好，患者满意度评分更高[2,3]	并发症少
缺点	• 机体发生紊乱的概率增加（血红蛋白较低、脂肪栓子的播散[4-6]和暂时性低氧等） • 老年患者下肢深静脉血栓、肺栓塞和心肌梗死的发生率增加[2,5,7]	医疗花费高，康复时间长

必须根据每名患者的个体情况和影响手术结果的各种因素(如年龄、并发症、术者的经验和医院设置等)综合考虑。

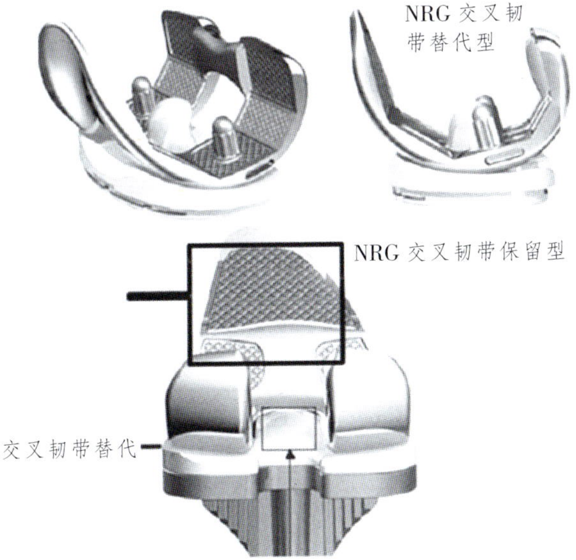

图 12.2　NRG CS 和 CR 假体设计(Courtesy：Stryker)。

替代：认为后交叉韧带已经退行性病变，不能充分发挥其功能。

术中决策：根据术中观察到的后交叉韧带的形态决定。

结果是有争议的。在文献中报道了不同假体设计的优点和缺点。植

表 12.2 切除和保留交叉韧带的比较

	切除交叉韧带	保留交叉韧带
优点	• 技术要求较低 • 假体界面更稳定[8] • 由于光滑的股骨回滚使关节活动度更佳[9]	• 对于年轻或活动量大的患者益处更多 • 保留骨量和本体感觉 • 步态更为对称(特别是上下楼梯时) • 稳定性更佳（后交叉韧带可防止股骨前脱位） 所有这些优点[10]在许多不同的研究中是不被认同的，它们认为保留后交叉韧带和使用CS假体的结果是相似的
缺点	• 胫骨后侧聚乙烯内衬的磨损 • 更多的截骨(由于后凸轮设计)[11] • 深度屈曲时髌骨撞击的风险	• 当患者的骨量良好时可以选择;健康的韧带是术后良好功能的必要条件 • 当患者有严重内翻[12]、外翻或屈曲畸形[11]、类风湿关节炎，有髌骨切除术或股骨/胫骨截骨手术史[13,14]时不是合适的选择 • 后交叉韧带术后早期过紧:可导致屈曲受限或韧带破裂[15] • 术后晚期破裂(常见于类风湿关节炎):可导致疼痛和屈曲不稳定[16]

入物的选择应以手术医师的经验、接受观念和后交叉韧带的病变特点为标准。

高屈型设计假体(图 12.3)

深度屈曲(高屈曲):120°屈曲被称为膝关节高屈曲。在亚洲人口中，由于宗教活动、蹲式厕所和职业活动(体力劳动者、农民、水管工)，深度屈曲是必需的。

新型高屈型设计假体:这些设计加厚股骨后髁，减小股骨后髁半径(使高屈时后髁与胫骨组件之间的接触面积得以增加)。它们同时还改良了胫骨和股骨组件，以改善高屈曲和股骨后回滚时的伸膝机制[17]。

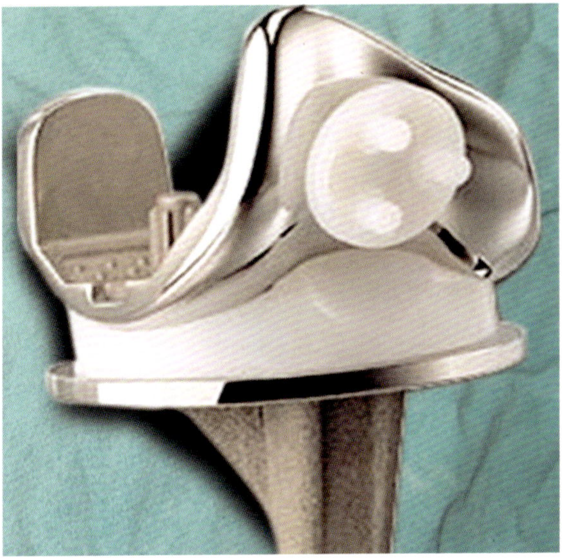

图 12.3 高度屈曲假体。

高屈型假体的患者选择

- 术前屈曲度必须达到 120°。
- 有屈曲活动的要求。
- 大腿/小腿周径指数必须大于 90%(大腿和小腿应较细)。
- 动静脉功能良好且稳定。

高屈型假体的缺点

半径较短:目前研究表明,极度屈曲过程中产生的高接触应力会增加聚乙烯磨损[18]。在交叉韧带替代型(CS)假体中,由于额外的髁间截骨以及后髁的 2~4mm 截骨,可能导致翻修手术更加困难[19]。

高屈曲:这可能会导致髌股关节应力增加、疼痛、髌骨骨折和松动。

高屈型假体的临床结果

仍存在争议。一些研究表明术后屈曲度无明显差异[20],其他一些研究表明术后屈曲活动范围差异很大(Hy-Flex Ⅱ[21]>120°,NexGen LPS Flex:138°;NexGen1 LPS:135°)[22]。

固定平台假体对活动平台假体(图 12.4)

固定平台膝关节假体术后 10~15 年生存率>90%[23-25]。活动平台膝关节假体的支持者认为,在较年长的人群(>60~65 岁)中已经记录了长期的随访结果,对于年轻患者,更好的聚乙烯和稳定的植入物固定是必需的,并且只能通过活动支撑膝关节假体来提供。文献再次显示出有争议的结果,但对于更年轻的患者[26,27],没有长期随访结果能显示一种假体优于另一种假体。以下是不同设计的利弊(表 12.3)。

活动平台假体有 Oxford、LCS、Scorpio Plus、MBK、PFC-Sigma RP、PFC-RPF 和 LPS Flex Mobile。

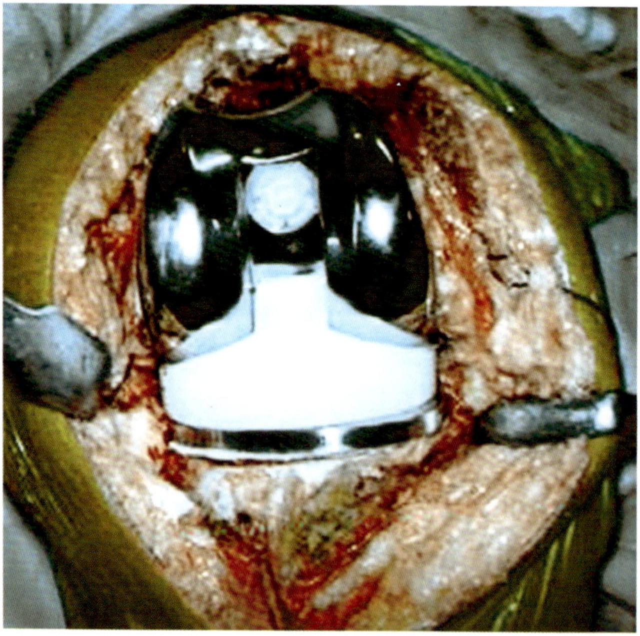

图 12.4 活动平台假体。

表 12.3 固定和活动性膝关节假体的对比

	固定膝关节假体	活动膝关节假体
优点	• 远期生存率高[23,24] • 更加稳定	• 胫股关节整合活动范围可能较大 • 接触应力低 • 旋转约束低[28]
缺点	• 一些设计中的旋转约束，可以引导到增加插入-基板层面的扭矩 • 假体背面磨损[29]	• 指征限制 • 假体背面磨损 • 假体半脱位或脱位可能性增加[30,31] • 机械力线失败率高(1%~2%)[32]

女性膝

Zimmer 女性膝：与常规 NexGen 膝关节(Zimmer，Inc)相比，它有一个改进的 ML/AP 长宽比，前翼缘的厚度减小，滑车沟角度增大[33]。

Triathlon 全膝(Stryker Orthopedics，Mahwah，NJ)：股骨组件的内外侧径变窄，在前后径上 8 个尺寸的递增不超过 3 mm。增加 7°前翼缘角的设计是为了减少前皮质切迹的风险，特别是需要小号假体时[33]。

骨水泥型假体对非骨水泥型假体

结果是有争议的。

一些研究报告表明，非骨水泥型和骨水泥型膝关节置换的长期随访结果没有差异[34-36]。而其他研究报道了每个步骤的优点和缺点。

非骨水泥型膝关节置换

优点

- 避免了骨水泥对人的毒性反应[37]。
- 为翻修保留了足够的骨量[38]。
- 允许早期处理术后感染[38]。

缺点

- 初始稳定性不足。
- 胫骨平台下方可能存在透亮线(无骨长入迹象)[38](胫骨托松动)。

骨水泥型膝关节置换

优点[39]

- 文献支持假体长期生存率高。
- 可同时固定松质骨和硬化骨。
- 可容错轻微的截骨不准确。

目前,新型假体更少发生骨溶解,因为组配式胫骨假体具有改良的锁定机制,聚乙烯表面更耐磨,磨损更少。

缺点

- 由于骨水泥固定导致翻修难度更高。
- 理论上有可能出现骨水泥并发症,如栓子的形成。

全聚乙烯胫骨假体对金属基板胫骨假体[40,41]

结果是有争议的。最小胫骨组件厚度应>10mm。一份来自中国的研究表明[40],两种假体的术后评估无统计学差异(两组假体术后比较HSS评分、膝关节活动度、临床和放射学参数和生存率)(优缺点比较见表12.4)。

常规抗凝对谨慎性抗凝

很少有研究质疑术后常规使用抗凝药物。常规使用抗凝剂和谨慎使用抗凝剂的优缺点见表12.5。

髌骨置换

髌骨置换存在争议,出现以下情况时可能需要置换。

- 以膝前痛为主的广泛髌股关节骨关节炎。

表 12.4 金属胫骨假体和全聚乙烯假体的比较

	金属胫骨假体[40,41]	全聚乙烯假体[40,41]
优点	• 衬垫可以在试用后插入调整，在翻修手术中可单纯翻修部分假体 • 它有着良好的假体–初级骨接触界面，用额外的模块或假体柄应对骨丢失 • 生存率良好	• 价格便宜 • 无全聚乙烯内衬分离(磨损和脱位)问题
缺点	• 无论是胫骨近端截骨更多还是聚乙烯厚度减少都不利于重建稳定性 • 旋转平台力线的丢失或失位 • 价格较贵	• 一次性插入,不可进一步调整 • 翻修手术中要置换全部假体 • 可能和软骨组织不匹配

表 12.5 常规抗凝和谨慎性抗凝的对比

	常规抗凝	谨慎性抗凝
优点	• 降低了下肢深静脉血栓(DVT)的发生率 • 可能降低肺栓塞的发生率	• 可以避免伤口并发症和出血并发症 • 花费更少
缺点	• 治疗较昂贵 • 创伤性血肿,血液丢失增加,伤口延迟愈合，皮肤颜色变深（图 12.5 和图 12.6） • 可能无法降低致命性肺栓塞的发生率	• 可能会出现无症状性 DVT;少数患者会出现肺栓塞 • 硬膜外/颅内出血倾向

- 类风湿性关节炎首选。
- 有髌骨半脱位/脱位病史。
- 术中发现髌骨轨迹异常或广泛髌骨软骨丢失。

髌骨置换的并发症:包括尺寸不合适、髌骨轨迹异常、髌骨假体松动、骨折和骨坏死。

如果您选择不置换,请确认三件事:

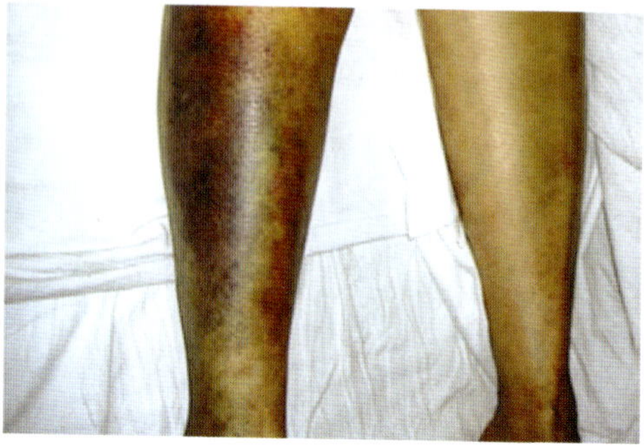

图 12.5 使用低分子肝素后皮肤颜色变深。

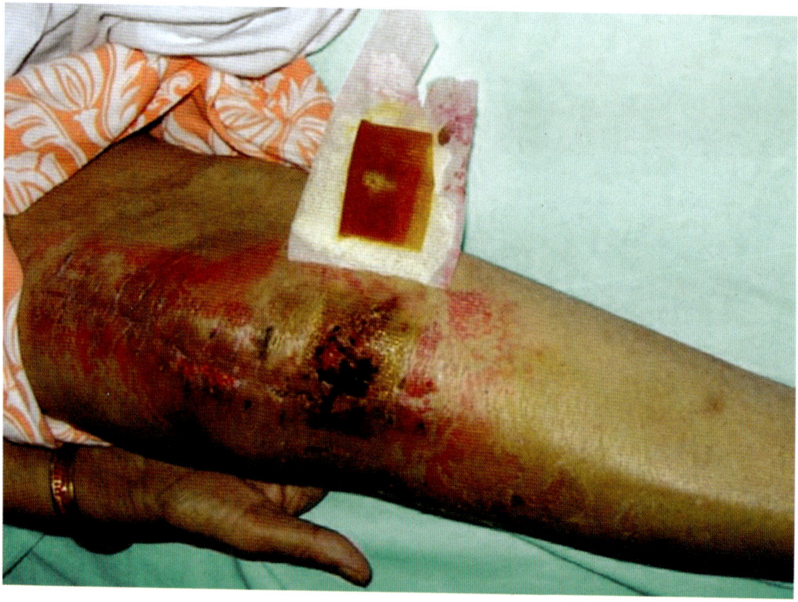

图 12.6 使用低分子肝素后皮肤坏死和感染。

- 良好的髌骨成形术。
- 电刀环切去神经化。
- 良好的髌股关节活动轨迹。

单髁假体(图 12.7)

单指试验(Bert,2005)

当被问及疼痛部位时,患者可用一个手指明确指出单间室痛点。表 12.6 描述了单髁膝关节置换的适应证和利弊。

限制型假体(图 12.8)

- 使用指征:严重畸形、侧副韧带缺损、骨缺损。
- 优点:稳定性良好。
- 缺点
  - –骨量减少。
  - –早期出现无菌性松动。
  - –冠状面上出现复发不稳。
  - –无长期随访结果。

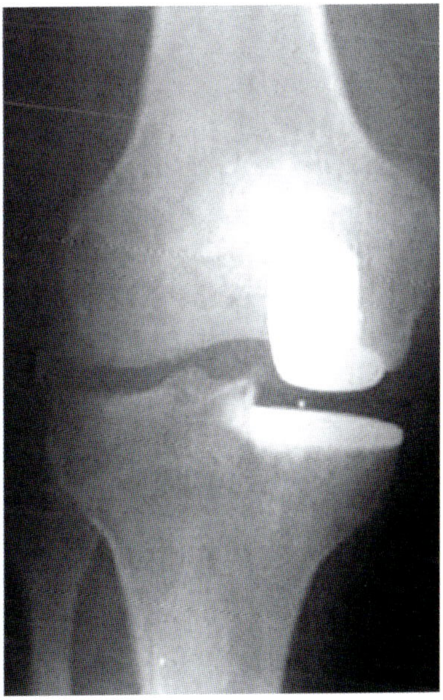

图 12.7　单髁假体。

表 12.6 单髁关节置换的指征、优点和缺点

指征[42]	优点[42-44]	缺点[42,45,46]
• 活动量不大的不超重患者 • 单髁骨关节炎或创伤后关节炎 • 内翻畸形<10° • 至少 90°屈曲度，无屈曲畸形	• 植入假体时损失骨量较少 • 出血较少 • 膝关节活动度较大 • 住院天数较少 • 治疗花费较少 • 生物力学更接近正常膝关节	• 设备和假体设计欠完善 • 更高的手术技术要求 • 固定差 • 假体寿命较短 • 可出现膝关节其他部位骨关节炎的继续加重
禁忌证[42-47]	**并发症[42]**	
• 类风湿性关节炎 • 患者膝关节疼痛指向不明确 • 双/三关节间隙累及 • Ⅳ度骨关节炎并伴有外侧半脱位(>3~4mm) • 有症状的髌股关节炎 • 屈曲挛缩，屈曲度<90° • 体育活动量较大 • 肥胖 • 膝关节不稳定、前交叉韧带缺损 • 对体力运动有高期望者和对假体使用寿命有要求者	• 由于各种原因，包括对侧间室累及、胫骨或股骨部件力线紊乱等，可增加手术失败的可能性	

延长杆(图 12.9)

适应证

- 适用于限制型假体。
- 严重畸形和骨缺损。

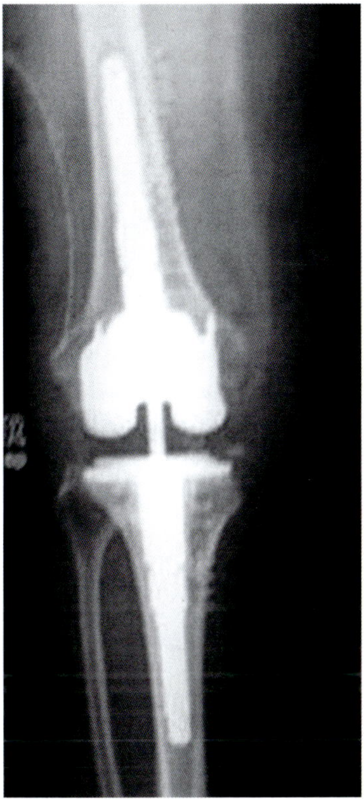

图 12.8　限制型假体。

- 合并骨折。
- 翻修手术。
- 肥胖患者。
- 骨质疏松患者。

优点

- 稳定性增加。
- 假体寿命延长。

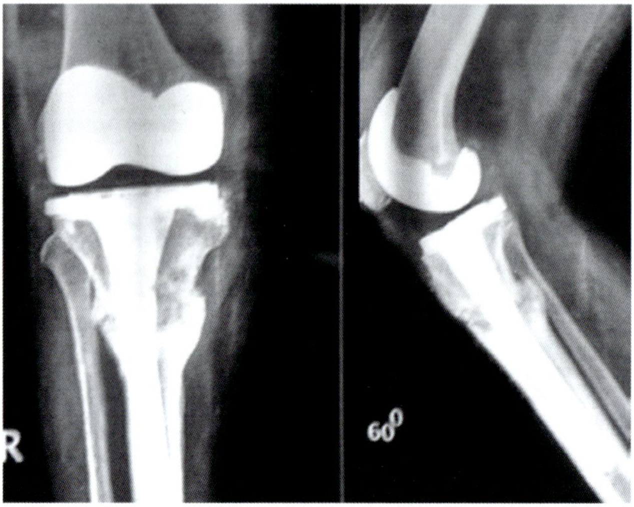

图 12.9 胫骨延长杆假体。

铰链式假体(图 12.10)

适应证

- 姑息性手术(翻修失败、肿瘤)。
- 严重的骨量丢失。
- 存在不可重建的韧带。
- 膝关节周围肿瘤切除术后重建。

缺点

- 价格昂贵。
- 早期出现无菌性松动。
- 截骨量较多。

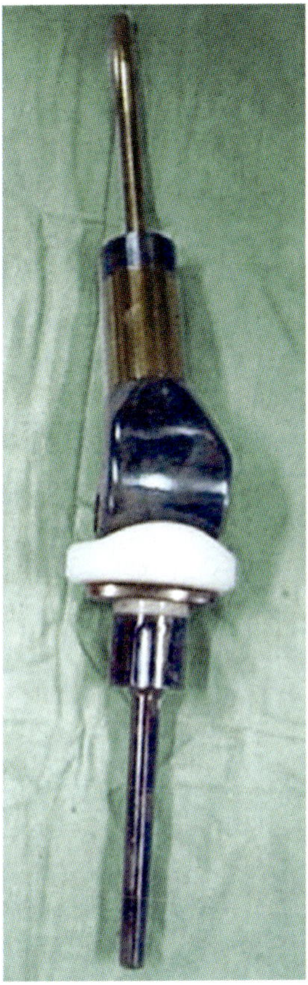

图 12.10　铰链式假体。

不同情况下的假体/术式选择

- 单室关节炎：　单髁置换/胫骨高位截骨
- 骨质优良：　全聚乙烯胫骨假体
- 年轻无畸形患者：　保留交叉韧带假体(CR)
- 轻度畸形：　旋转平台假体(RP)或 RPF 或轴承后稳定假体(FB-PS)
- 中度畸形：　FB-PS

- 重度畸形： FB-PS或限制型假体
- 重度畸形伴骨缺损： 限制型假体加长杆
- 无伸膝装置： 铰链式假体

（张国宁 王文良 译）

参考文献

1. Joseph A Zeni Jr, and Lynn Snyder-Mackler, Clinical Outcomes After Simultaneous Bilateral Total Knee Arthroplasty: Comparison to Unilateral Total Knee Arthroplasty and Healthy Controls. J Arthroplasty. 2010; 25(4): 541-6.
2. March LM, Cross M, Tribe KL, et al. Two knees or not two knees? Patient costs and outcomes following bilateral and unilateral total knee joint replacement surgery for OA. Osteoarthritis Cartilage 2004; 12:400-8.
3. Reuben JD, et al. Cost comparison between bilateral simultaneous, staged, and unilateral total joint arthroplasty. J Arthroplasty 1998;13:2.
4. Kim YH. Incidence of fat embolism syndrome after cemented or cementless bilateral simultaneous and unilateral total knee arthroplasty. J Arthroplasty 2001; 16:730-9.
5. Bullock DP, Sporer SM, Shirreffs TG Jr. Comparison of simultaneous bilateral with unilateral total knee arthroplasty in terms of perioperative complications. J Bone Joint Surg Am 2003;85-A:1981-6.
6. Shin Y H, Kim M H, Ko J S, Park J A. The safety of simultaneous bilateral versus unilateral total knee arthroplasty: The experience in a Korean hospital. Singapore Med J 2010; 51(1) : 44
7. Adili A, Bhandari M, Petruccelli D, De Beer J. Sequential bilateral total knee arthroplasty under 1 anesthetic in patients > or = 75 years old: Complications and functional outcomes. J Arthroplasty 2001; 16:271-8.
8. Yoshiya S, Matsui N, Komistek RD , Dennis DA, Mahfouz M, Kurosaka M. *In vivo* kinematic comparison of posterior cruciate-retaining and posterior stabilized total knee arthroplasties under passive and weight-bearing conditions. *J Arthroplasty*. 2005; 20:777-83.
9. Maruyama S, Yoshiya S, Matsui N, Kuroda R, Kurosaka M. Functional comparison of posterior cruciate-retaining versus posterior stabilized total knee arthroplasty. J Arthroplasty. 2004; 19: 349-53.
10. FR Kolisek, MS McGrath, DR Marker, et al. Posterior-Stabilized Versus Posterior Cruciate Ligament-Retaining Total Knee Arthroplasty. The Iowa Orthopaedic Journal; Vol 29: 23-7
11. Giles R Scuderi, Mark W Pagnano. Review Article: The rationale for posterior cruciate substituting total knee arthroplasty Journal of Orthopaedic Surgery 2001, 9(2): 81-8
12. Laskin RS. Total knee replacement with posterior cruciate ligament retention in patient with fixed varus deformities. CORR 1996;331: 29-34.

13. Sledge CB, Ewald FC: Total knee arthroplasty experience at the Robert Breck Brigham Hospital. CORR 1979; 145: 78-84.
14. Windsor RE, Insall JN, Vince KG: Technical consideration of total knee arthrolasty after proximal tibial osteotomy. JBJS Am 1988;70:547-55.
15. Mahoney OM, Noble PC, Rhoads DD, Alexander JW and Tullos HS. Posterior cruciate function following total knee arthroplasty: A biomechanical study. J Arthroplasty 1994; 9:569-78.
16. Pagnano MW, Hanssen AD, Stuart MJ and Lewallen DG. Flexion instability after primary posterior cruciate retaining total knee arthroplasty. Clin Orthop 1998; 356:39-46.
17. Coughlin KM, Incavo SJ, Doohen RR et al (2007) Kneeling kinematics after total knee arthroplasty: anterior-posterior contact position of a standard and a high-flex tibial insert design. JArthroplasty 22:160-5
18. Nagura T, Dyrby CO, Alexander EJ, Andriacchi TP. Mechanical loads at the knee joint during deep flexion. J Orthop Res. 2002;20:881-6
19. Ranawat CS. Design may be counterproductive for optimizing flexion after TKR. Clin Orthop Relat Res. 2003;416:174-6.
20. Kim YH, Sohn KS, Kim JS. Range of motion of standard and high-flexion posterior stabilized total knee prostheses: A prospective, randomized study. J Bone Joint Surg Am. 2005;87:1470-5.
21. Yamazaki J, Ishigami S, Nagashima M, Yoshino S. Hy-Flex II total knee system and range of motion. Arch Orthop Trauma Surg. 2002;122:156-60.
22. Huang HT, Su JY, Wang GJ. The early results of high-flex total knee arthroplasty: a minimum of 2 years of follow-up. J Arthroplasty. 2005;20:674-9.
23. Berger RA, Rosenberg AG, Barden RM, et al. Long-term follow-up of the Miller-Galante total knee replacement. Clin Orthop Relat Res 2001;388:58.
24. Laskin RS. The Genesis total knee prosthesis: a 10-year follow-up study. Clin Orthop Relat Res 2001;388:95.
25. Ritter MA, Berend ME, Meding JB, et al. Long-term follow-up of anatomic graduated components posterior cruciate-retaining total knee replacement. Clin Orthop Relat Res 2001;388:51.
26. Aglietti P, Baldini A, Buzzi R, et al. Comparison of mobile-bearing and fixed-bearing total knee arthroplasty: a prospective randomized study. J Arthroplasty 2005;20:145.
27. Beard DJ, Pandit H, Price AJ, et al. Introduction of a new mobile-bearing total knee prosthesis: minimum three year follow-up of an RCT comparing it with a fixed-bearing device. Knee 2007;14:448.
28. Scott T. Ball, Hugo B. Sanchez , Ormonde M. Mahoney, and Thomas P. Schmalzried, Fixed Versus Rotating Platform Total Knee Arthroplasty: A Prospective, Randomized, Single-Blind Study The Journal of Arthroplasty Vol. 00 No. 0 2010
29. Morra EA, Postak PD, Plaxton NA, et al. The effects of external torque on polyethylene tibial insert damage patterns. Clin Orthop Relat Res 2003;410:90.
30. Collier MB, Engh Jr CA, McAuley JP, et al. Osteolysis after total knee arthroplasty:

influence of tibial baseplate surface finish and sterilization of polyethylene insert. Findings at five to ten years postoperatively. J Bone Joint Surg Am 2005;87:2702.

31. Collier MB, Engh Jr CA, McAuley JP, et al. Factors associated with the loss of thickness of polyethylene tibial bearings after knee arthroplasty. J Bone Joint Surg Am 2007;89:1306.
32. Jordon LR, Olivo JL, Voorhorst PE. Survivorship of analysis of cementless meniscal bearing total knee arthroplasty. Clin Orthop 1997; 338: 119-23.
33. Kenneth A. Greene. Gender-specific design in Total Knee Arthroplasty The Journal of Arthroplasty 2007; 22 (7) Suppl. 3: 27-31.
34. Dodd CAF, Hungerford DS, Krackow KA. Total knee arthroplasty fixation: comparison of the early results of paired cemented versus uncemented porous coated anatomic knee prostheses. *Clin Orthop* 1990; 260:66-70.
35. Collins DN, Heim SA, Nelson CL, Smith P 3rd. Porous-coated anatomic total kneearthroplasty: a prospective analysis comparing cemented and cementless fixation. *Clin Orthop* 1991;267:128-36.
36. Khaw FM, Kirk LMG, Morris RW, Gregg PJ. A randomised, controlled trial ofcemented versus cementless press-fit condylar total knee replacement. *J Bone JointSurg [Br]* 2002;84-B:658-66.
37. Whiteside LA**.** Cementless total knee replacement: nine-to 11-year results and 10-year survivorship analysis. *Clin Orthop* 1994;309:185-92.
38. Watanabe H, Akizuki S, Takizawa T. Survival analysis of a cementless, cruciate-retaining total knee arthroplasty. Clinical and radiographic assessment 10 to 13 years after surgery. J Bone Joint Surg Br. 2004; 86(6):824-9.
39. Callaghan JJ, Liu SS. Cementless tibial fixation in TKA: a second coming. Orthopedics. 2010;33(9):655.
40. Shen B, Yang J, Zhou Z, Kang P, Wang L, Pei F. Survivorship comparison of all-polyethylene and metal-backed tibial components in cruciate-substituting total knee arthroplasty--Chinese experience. Int Orthop. 2009;33(5):1243-7
41. Gio TJ, Bowman KR. A randomized comparison of all polyethylene and metal- backed tibial components. CORR2000;380: 108-15.
42. Bert JM. Unicompartmental Knee Replacement. Orthop Clin N Am 36 (2005) 513-22.
43. Parrate S, Argenson JNA, Dumas J, Aubaniac JM, Pagnano MW: Unicompartmental knee arthroplasty for avascular osteonecrosis. Clin Orthop Relat Res 2007, 464:37-42.
44. Saito T, Takeuchi R, Yamamoto K, Yoshida T, Koshino T: Unicompartmental knee arthroplasty for osteoarthritis of the knee. J Arthroplasty 2003, 18:612-18.
45. Bert JM. Universal intramedullary instrumentation for unicompartmental knee arthroplasty. Clin Orthop 1991; 271:79-87.
46. Gioe TJ, Killeen KK, Hoeffel DP, et al. Analysis of unicompartmental arthroplasty in a community-based implant registry. Clin Orthop 2003;416:111-9s.
47. Cartier A, Sanouiller JL, Grelsamer RP. Unicompartmental knee arthroplasty surgery. 10-year minimum follow-up period. J Arthroplasty 1996;11:782-8.
48. Kellgren JH, Lawrence JS: Radiological assessment of osteoarthritis. Ann Rheum Dis

1957; 16: 494–501.

49. Joern W.-P. Michael, Klaus U. Schlüter-Brust, Peer Eysel. The Epidemiology, Etiology, Diagnosis and Treatment of Osteoarthritis of the Knee. Deutsches Ärzteblatt International | Dtsch Arztebl Int 2010; 107(9): 152-62.
50. Matsunga D, Akizuki S, Takizawa T, Yamazaki I, Kuraishi J: Repair of articular cartilage and clinical outcome after osteotomy with microfracture or abrasion arthroplasty for medial gonarthrosis. Knee 2007; 14: 465-71.
51. Horas U, Pelinkovic D, Herr G, et al.: Autologous chondrocyte implantation and osteochondral cylinder transplantation in cartilage repair of the knee joint. A prospective, comparative trial. J Bone Joint Surg (Am) 2003; 85: 185-92.

第 13 章 全膝关节置换术的围术期处理

术前临床评估

- 全面的病史采集。
- 评估适应证和禁忌证。
- 评估患者的期望、职业，并讨论膝关节置换术后所需的生活方式改变。
- 评估活动度、畸形（内翻、外翻、屈曲挛缩或合并畸形，不论是否可复）和不稳（严重不稳可能需要限制型假体）。不可复性畸形需要松解。
- 检查受累侧髋关节的活动度和畸形。
- 签署手术知情同意书。
- 术晨或手术开始前一小时静脉注射单剂量抗生素（头孢噻肟/头孢曲松），肾脏疾病患者避免应用氨基糖苷类药物（庆大霉素、阿米卡星）。
- 医疗条件管理，如 THR 围术期管理章节所述。

术前影像学评估

X 线片

站立位正位片、侧位片和轴位片。

- 站立位正位片（图 13.1）：主要用来评估畸形、机械轴和解剖轴、骨

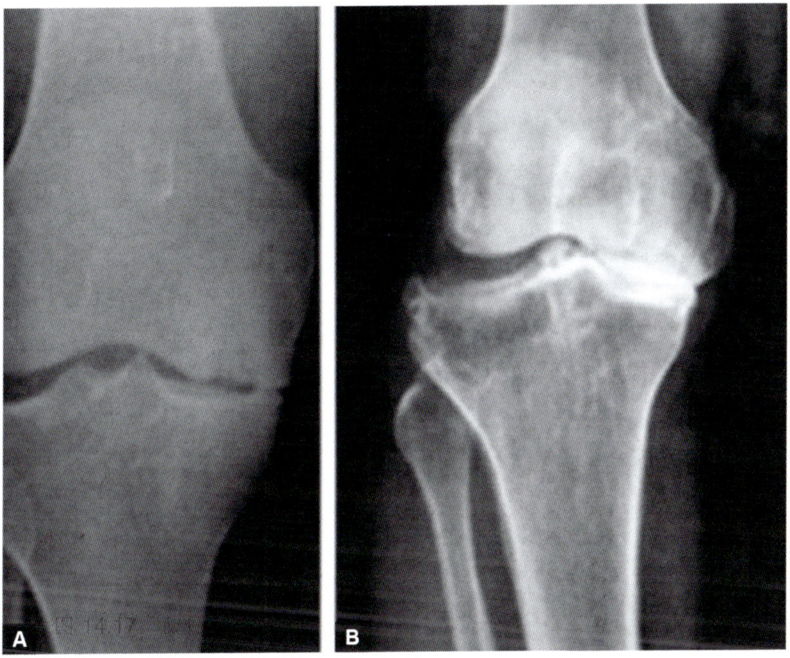

图 13.1 (A,B)站立位正位片显示双膝骨关节炎合并半脱位和内翻畸形。

缺损、外侧半脱位和模板测量假体型号。

- 侧位片(图 13.2):半脱位、骨缺损、后方骨赘和髌骨的位置。
- 轴位片:髌骨倾斜、股骨髁或滑车发育不良。

术后临床处理

固定:术后 2~3 天给予膝关节支具或夹板制动。

术后即刻护理:检查敷料的渗出(轻度渗出,加压包扎)、脉搏、血压、呼吸频率、氧饱和度、引流管的血液(一格标记≈约 100mL,相应地更换)、远端脉搏(足背动脉和胫后动脉)、颜色(应该是粉红色)和足趾毛细血管充盈(正常<2s)、足趾和足的背伸(腓总神经)。

伤口检查:术后第二天进行,并更换敷料。

任何可疑分泌物都应送细菌培养和药敏。

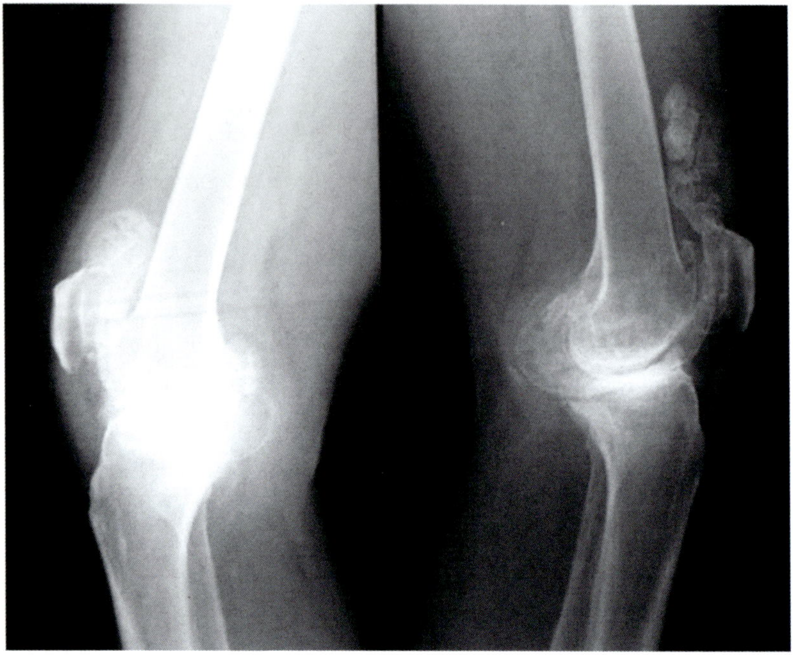

图 13.2 后方骨赘及游离体。

镇痛：在静脉注射双氯芬酸钠（肾病、哮喘或过敏性疾病：哌替啶+异丙嗪/曲马朵）的基础上，经硬膜外导管注射最大剂量的吗啡（12 小时 1 次），持续 2~3 天，然后口服双氯芬酸钠/醋氯洛芬酸钠（肾病、哮喘或过敏性疾病：曲马朵联用/不联用对乙酰氨基酚）直到拆除缝线。

抗生素/DVT 预防：参见 TKR 并发症的章节。

拆线和锻炼：第 1~2 天，股四头肌静力训练，第 2~3 天拄拐（图 13.3 至图 13.5）负重训练（根据骨的质量、假体固定方式、术中骨质有无劈裂、软组织修复情况），从第 2~3 天开始进行膝关节屈曲练习（拆线前尽可能达到 90°），术后 14 天拆除缝线/皮钉，拆线前需检查伤口愈合情况，以免裂开（如果仍有广泛裂开，延迟 5~7 天，如果裂开较小或可疑裂开，间断拆除缝线）。前两周推荐使用助步器辅助行走，接下来的 2~3 周可改用手杖。两个星期后，经股直肌/肌下入路，患者开始爬楼梯训练，应一直避免盘腿坐或蹲。

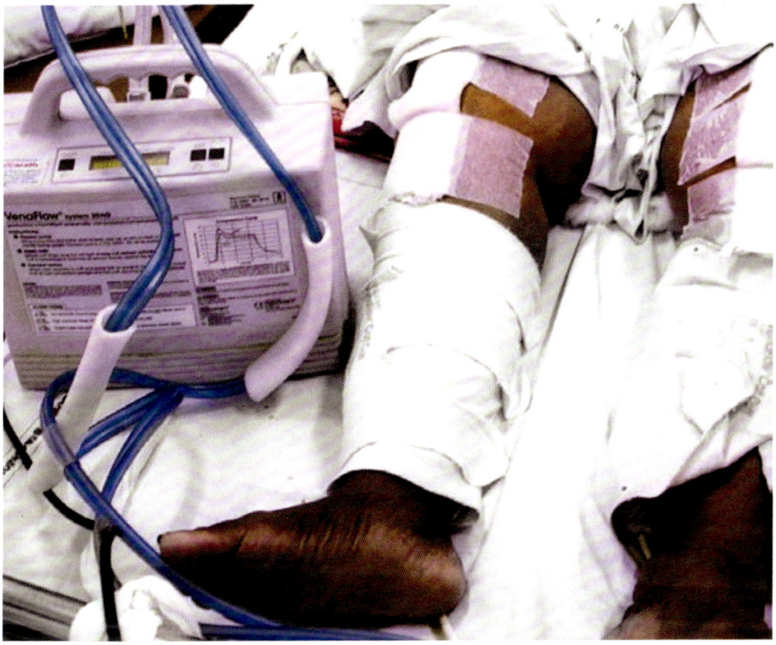

图 13.3　双侧全膝关节置换术后患者使用静脉泵。

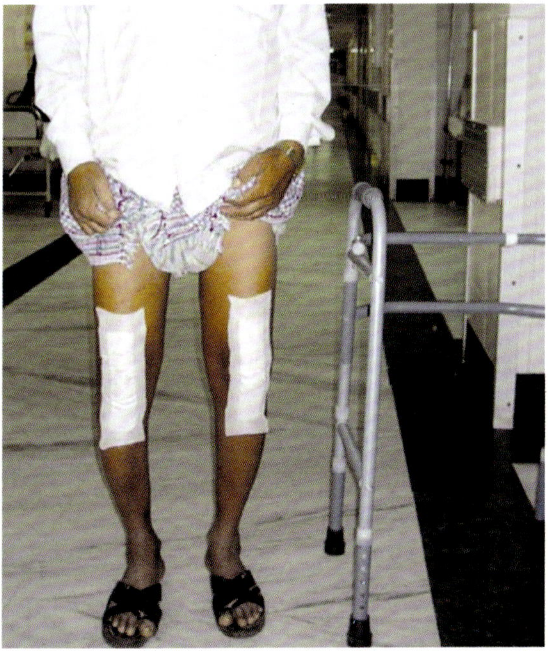

图 13.4　术后 3 天患者站立姿势。

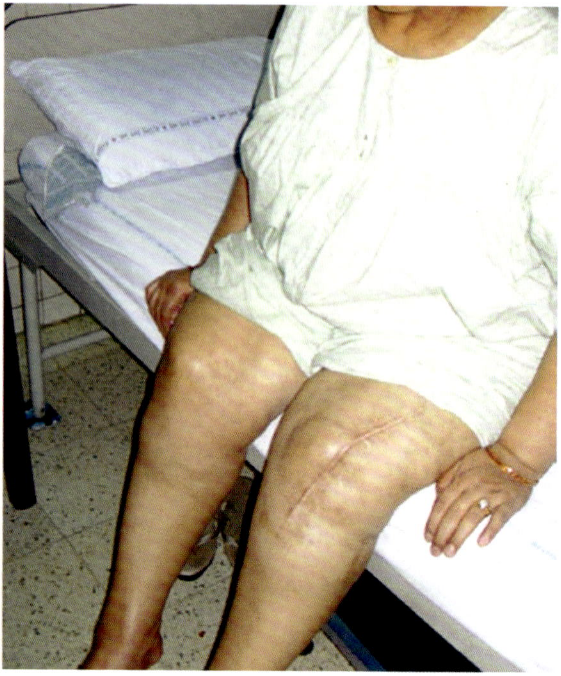

图 13.5 术后2周患者坐在床边膝关节屈曲90°。

（李甲 易诚青 译）

第 14 章 初次全膝关节置换术的手术入路和技巧

手术入路

初次全膝关节置换术最常用的手术入路是采用前正中皮肤切口、内侧髌旁和股内侧肌下入路(表 14.1)。

获得稳定关节进行软组织松解的基本原则(要点与技巧)

- 按顺序逐步松解。
- 使用骨刀或电刀进行适当的骨膜下松解。
- 用撑开器或间隔块判断截骨平面是否呈矩形,以及屈曲和伸直间隙是否相等。
- 获得膝关节完全伸直和良好的屈曲。
- 在完全伸直、90°屈曲和中屈位达到良好的内外侧平衡。
- 合适的髌骨轨迹。
- 检查每个步骤(术前、麻醉诱导后、截骨前后以及安装试件和最终假体)的平衡。

最佳截骨的基本原则(要点与技巧)

- 保护、保留骨和软组织(内外侧软组织袖、髌韧带和腘肌腱)。
- 在截骨前通过多重参照(刮片、摆锯、通髁线、白线、后髁轴线或胫

表 14.1 TKR 不同手术入路的比较

入路[1,2]	优点	缺点
股内侧肌下(南方)	(图 14.1)	
• 切开髌骨内侧的股内侧肌筋膜，通过钝性分离将其从肌肉提起 • 将股内侧肌下缘从骨膜和内侧肌间隔向上提起，呈 L 形切开关节囊	• 不干扰伸膝装置 • 更好地评估髌骨轨迹 • 较少出现膝前痛、髌骨骨折和髌骨假体松动(不损伤髌骨血供) • 术后疼痛少，伸膝装置完整	• 不适用于肥胖患者、翻修手术、既往关节切开术或胫骨高位截骨术 • 髌骨外翻困难
经股内侧肌(图 14.2)		
切口沿肌纤维方向劈开股内侧肌，从髌骨上内侧缘开始，沿髌骨前内侧缘弯曲，远端贴紧髌韧带内侧直至胫骨近端内侧	• 股内侧肌与股四头肌腱内侧缘连接处不受干扰 • 避免外侧松解 • 术后伸膝装置早期康复 • 更好的髌骨轨迹	• 对于肥胖、胫骨高位截骨术、屈曲<80°的患者较困难
外侧入路		
股四头肌腱外侧缘切开	• 适用于固定外翻畸形 • 可以直接显露外侧畸形 • 由于伸膝装置的内翻移位，胫骨内旋，允许更好地暴露后外侧角 • 不损伤血管，髌骨轨迹更好	• 解剖结构不熟悉，技术要求高 • 伸膝装置的内翻移位比外翻移位困难
内侧髌旁入路	(图 14.3)	
沿股四头肌腱内侧缘切开，绕髌骨内侧缘远侧弯曲至胫骨结节（尽量靠近胫骨结节内侧)	适用于膝关节畸形的患者(内翻、外翻、屈曲畸形) 股骨远端和胫骨近端更好地暴露	• 伸膝装置受影响；髌骨轨迹不良

骨近端关节面)，反复检查截骨的准确性以及截骨后骨面的平整性。

- 关注骨的质量(骨量不佳时需小心截骨和骨水泥压配，如类风湿性关节炎，注意使用锐利的新锯片截除骨关节炎的硬化骨，以防止因硬化骨阻力引起的锯片偏离)。
- 截骨没有固定的顺序(胫骨优先或股骨优先、先截股骨远端或股骨

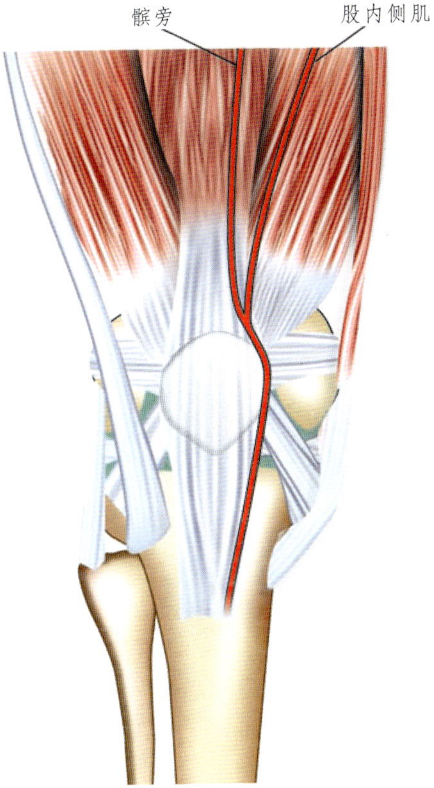

图 14.1　内侧髌旁和股内侧肌下入路解剖。

前侧)。但初学者应该尽量按照同一个顺序进行:胫骨截骨,股骨前侧截骨,股骨远端截骨,检查伸直间隙,股骨大小测量(根据屈曲间隙综合判断),四合一截骨(后方截骨,后方斜坡截骨,前方斜坡截骨,前方截骨),髁间截骨,胫骨大小测量,稳定性测试[股骨试件,胫骨试件,最薄的垫片(8 号,10 号)],最后完成胫骨和髌骨准备。

V-Y 成形术或胫骨结节截骨术

- 用于僵直膝
- 胫骨结节截骨术优先选择于 V-Y 成形术
- 胫骨结节截骨更少发生伸膝迟滞或其他并发症

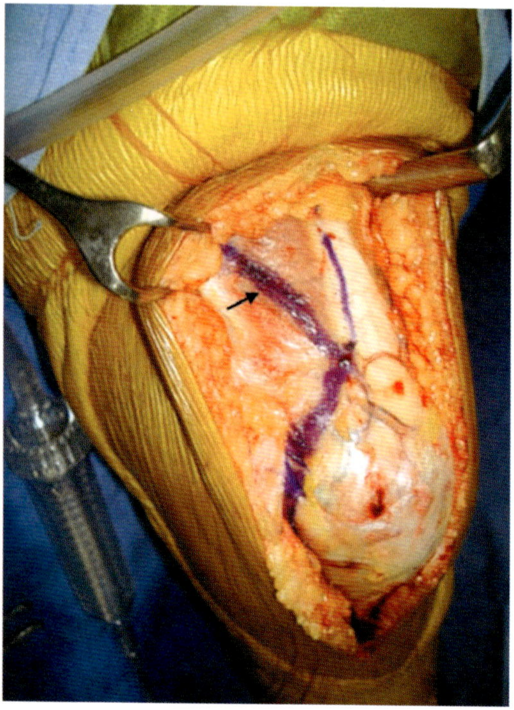

图 14.2 股内侧肌下入路解剖(箭头标记)。

初次全膝关节置换术的技巧(骨水泥后稳定型膝关节)

- 膝关节悬垂(图 14.4)。
- 充气止血带。
- 皮肤前正中切口向下延伸至胫骨结节内侧(图 14.5)。
- 将内外侧皮瓣分离至深筋膜,否则将会出现皮瓣坏死(图 14.6)。
- 采用股内侧肌下入路时,切开前在股内侧肌附着于髌骨的转角处缝合标记线(图 14.7)。
- 用电刀或尖刀切开肌肉(图 14.8)。
- 切除髌上囊的滑膜(图 14.9)。
- 远端通过外旋小腿做髌韧带内侧松解。同时松解股骨外髁上缘。

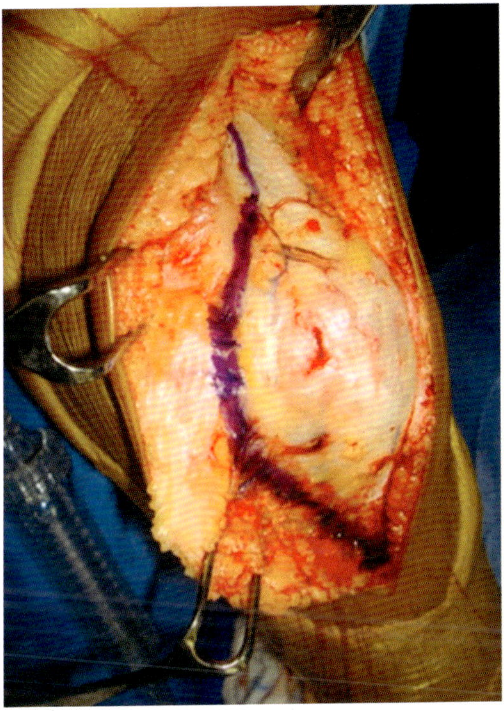

图 14.3　内侧髌旁入路解剖。

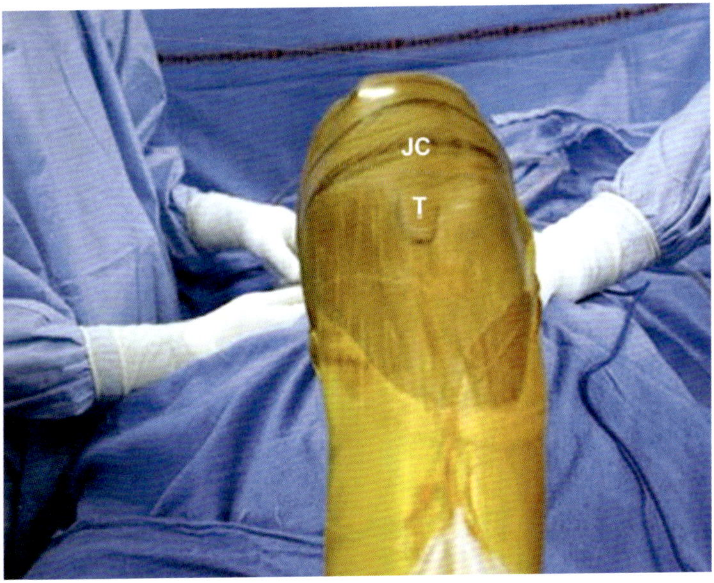

图 14.4　悬垂膝关节并标记胫骨结节(T)和关节线(JC)。

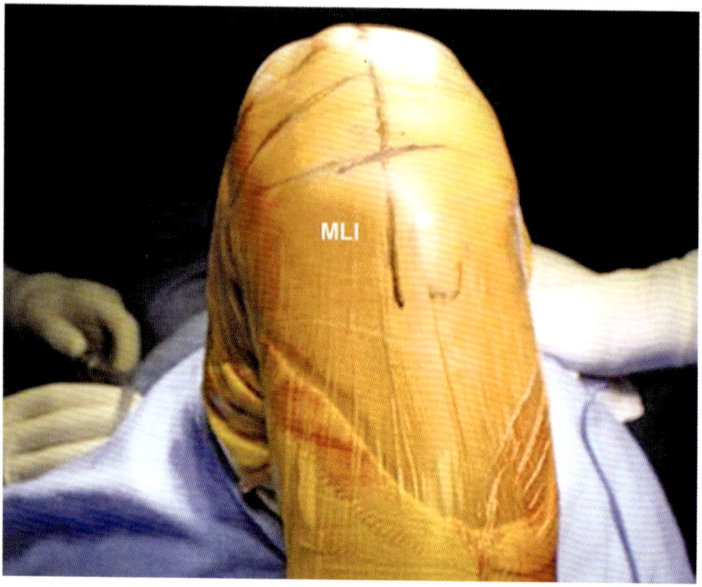

图 14.5 标记皮肤前正中切口,远端偏向胫骨结节内侧。

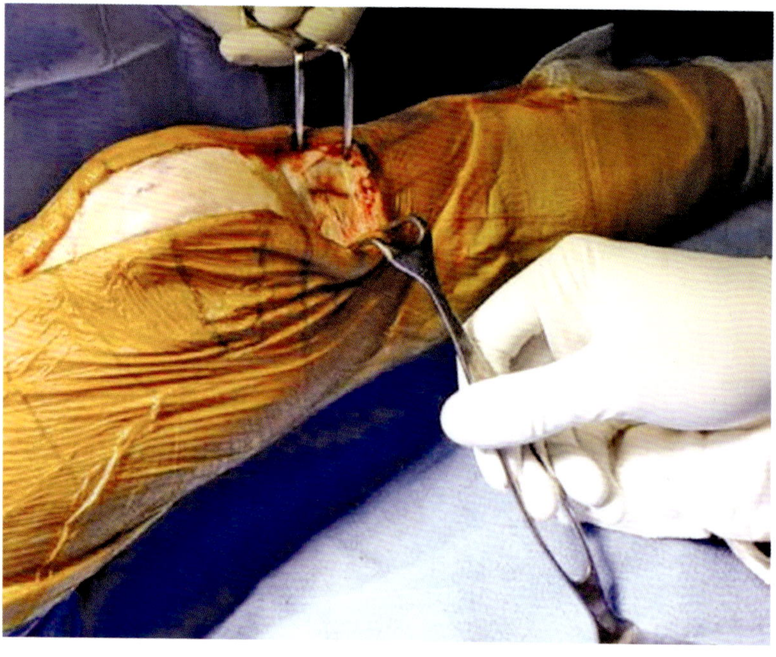

图 14.6 提起内侧和外侧皮瓣。

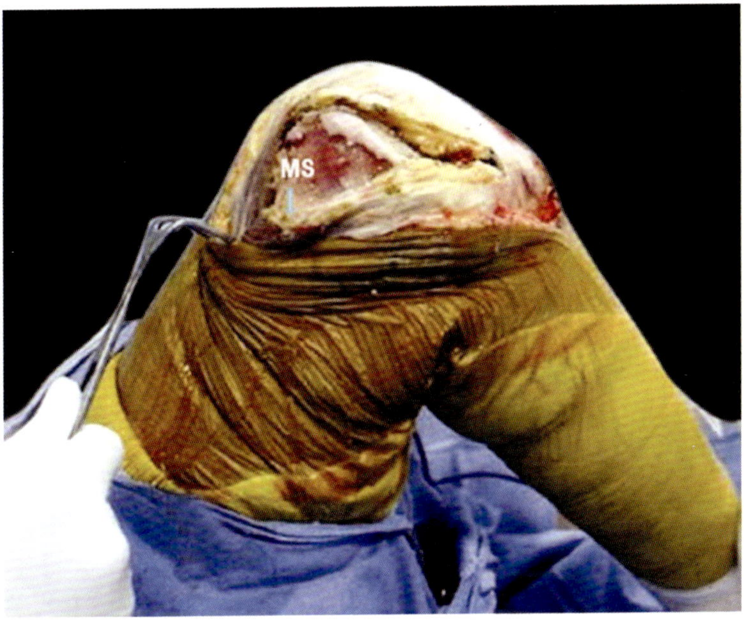

图 14.7　箭头所指为股内侧肌在髌骨上的转角附着处的标记缝线。

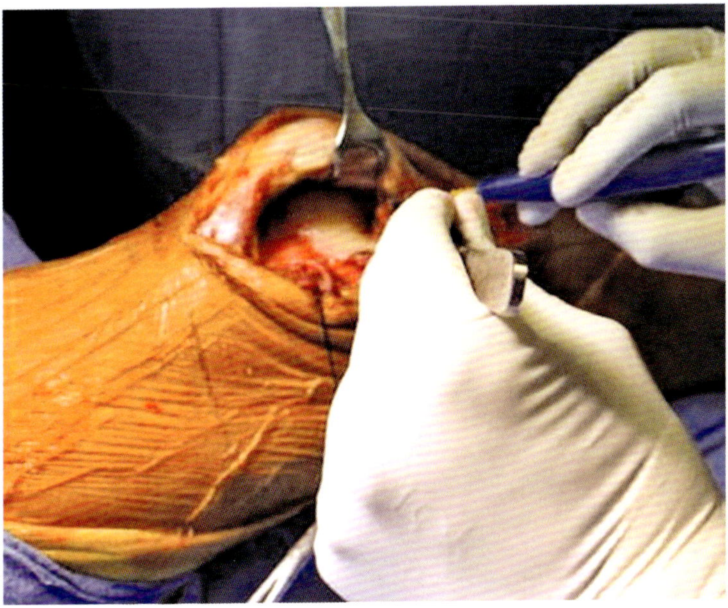

图 14.8　用电刀切除滑膜。

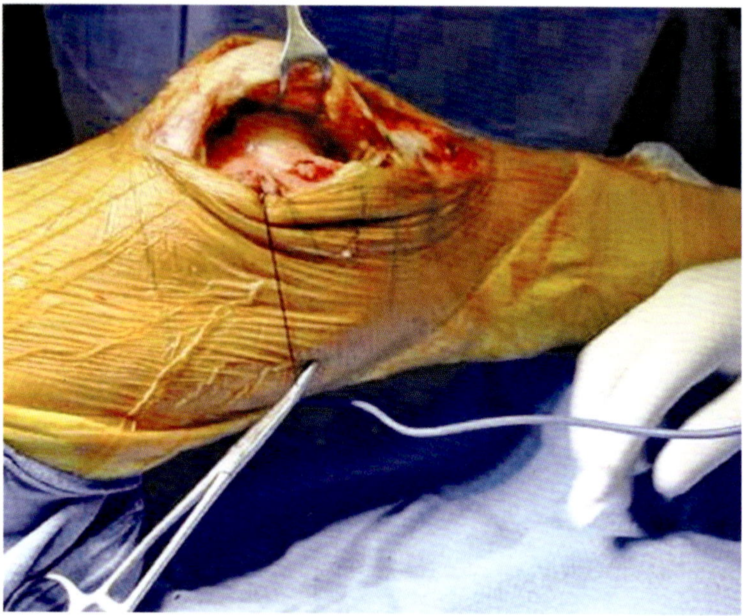

图 14.9 滑膜切除术后清理髌上囊。

- 外翻髌骨(图 14.10)。
- 部分切除髌下脂肪垫(图 14.11)。
- 切除交叉韧带。
- 切除半月板(图 14.12)。
- 切除前方骨赘(图 14.13)。

髌骨外翻的要点

- 适当提起外侧皮瓣、皮下组织和深筋膜。
- 用电刀松解髌骨外侧缘。
- 向近端松解胫骨外侧缘。
- 髌骨周围松解。

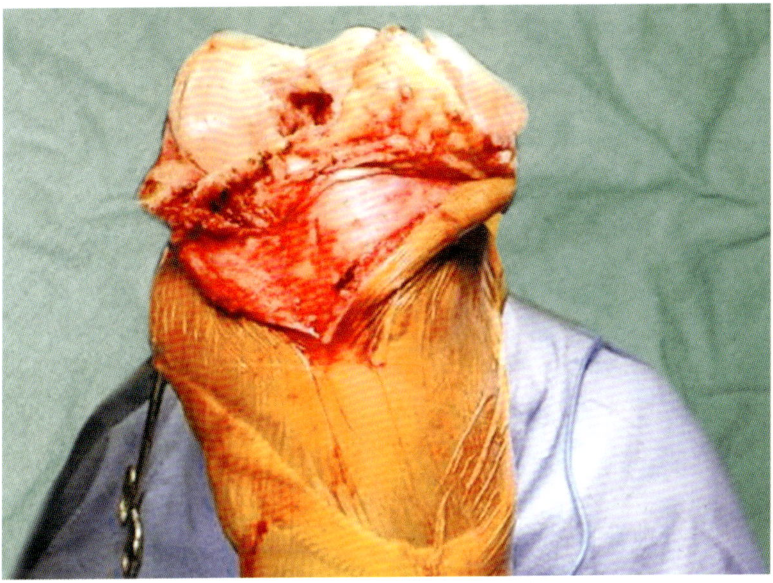

图 14.10　屈膝位外翻髌骨并松解髌骨外侧缘。

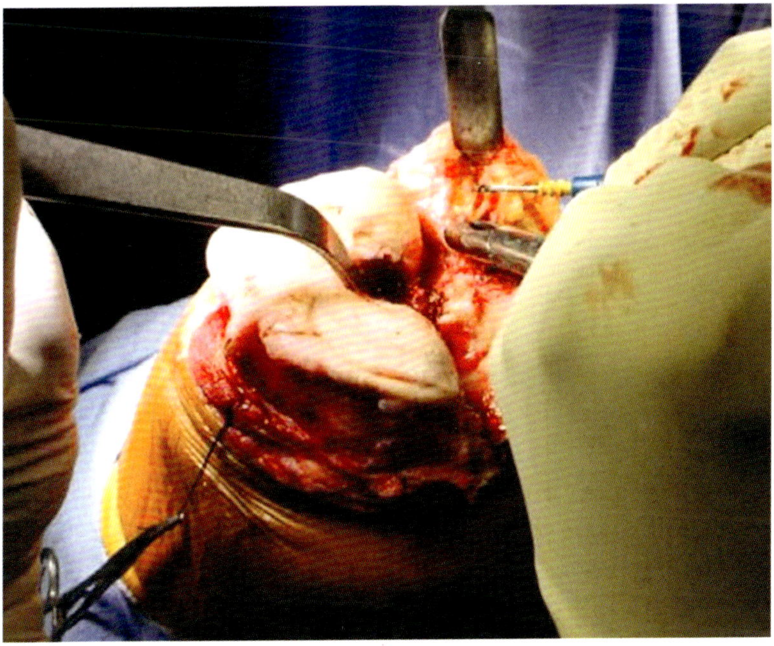

图 14.11　部分切除髌下脂肪垫。

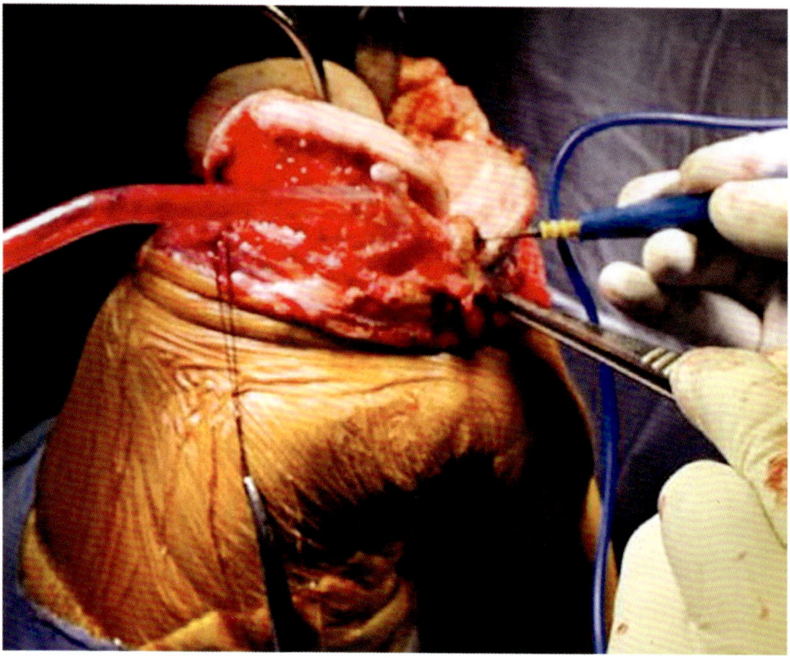

图 14.12 切除内侧半月板后部。

截骨

股骨总共截骨 6 次(前方、股骨远端、后方、前后斜面、髁间窝),胫骨截骨 2 次(近端和股骨干),选择性髌骨截骨。错误截骨导致的后果包括疼痛、活动度下降、不稳、膝前痛伴或不伴髌骨轨迹不良和早期无菌性松动。

胫骨截骨(图 14.14 至图 14.20)

截骨平面与胫骨长轴呈 90°(平行于地面,后倾 0~5°),其中髓外定位杆的远端对准踝关节前表面中部(沿着第二脚趾的远端),近端对准胫骨结节中内 1/3 交界处(为了获得正确的旋转,胫骨假体的中心应对准这个交界处)。胫骨假体过度内旋会导致后外侧倾斜,过度外旋会导致后内侧倾斜。胫骨截骨同时影响伸直和屈曲间隙,股骨前方、后方和远端截骨面需要在中度屈曲和伸直位分别与胫骨截骨平面平行。

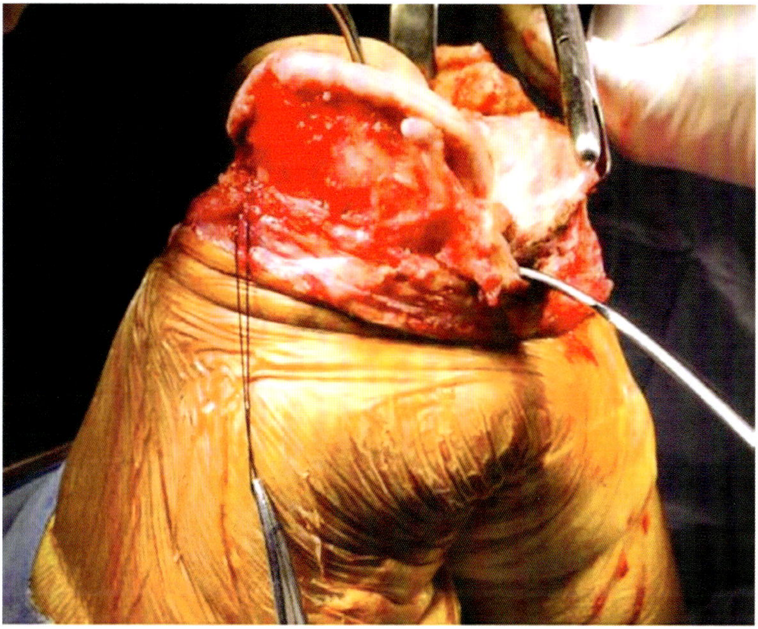

图 14.13　去除胫骨前方骨赘。

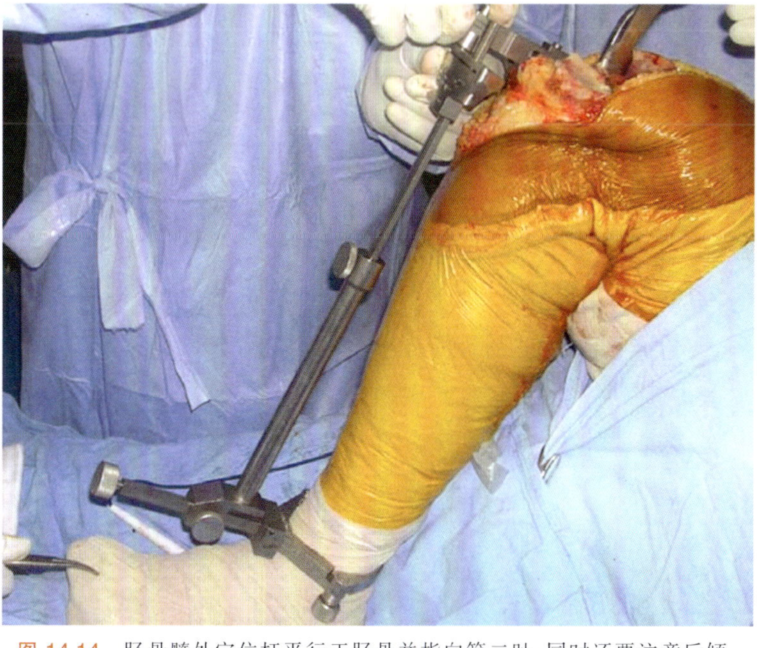

图 14.14　胫骨髓外定位杆平行于胫骨并指向第二趾，同时还要注意后倾。

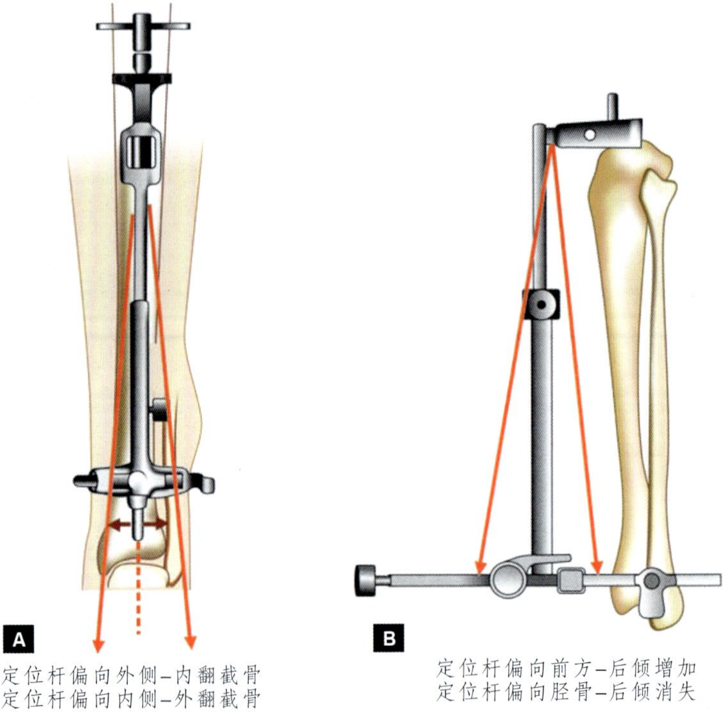

图 14.15 由于胫骨髓外定位杆不正确的内外侧或前后位放置，导致(A)和(B)呈现内翻/外翻截骨以及胫骨过度前倾/后倾。

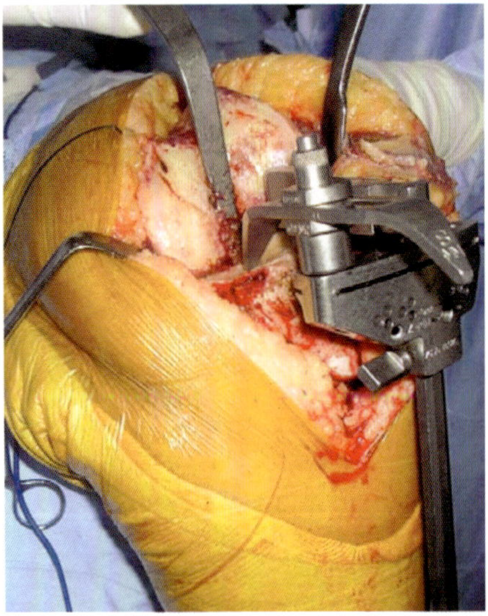

图 14.16 指针置于畸形更严重的内侧平台。

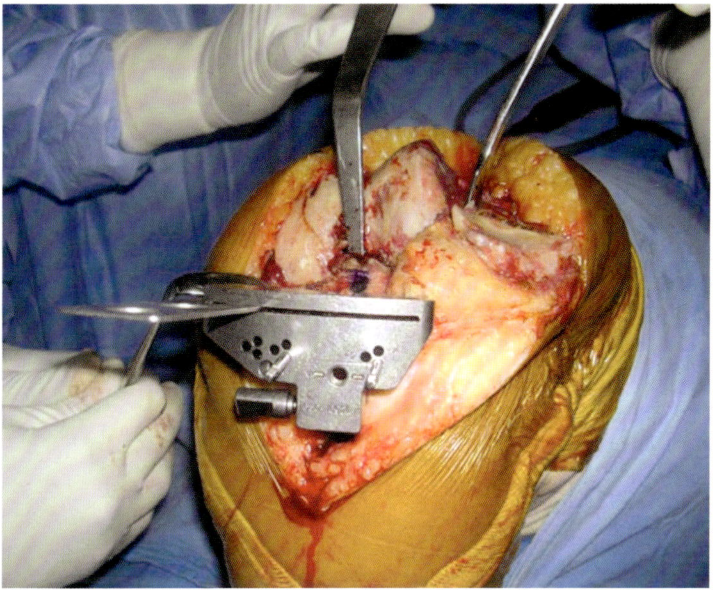

图 14.17　截骨导板最大的孔对齐胫骨结节中内 1/3 交界(蓝色标记)。

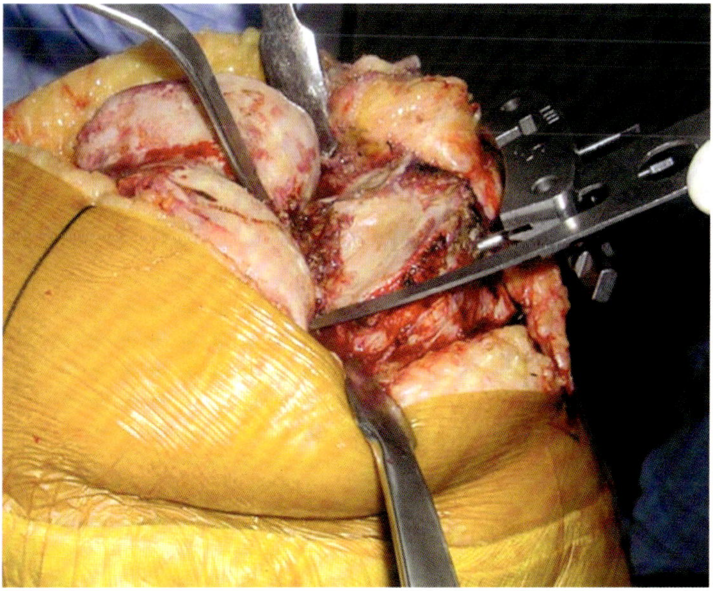

图 14.18　用刮片再次检查胫骨截骨厚度。

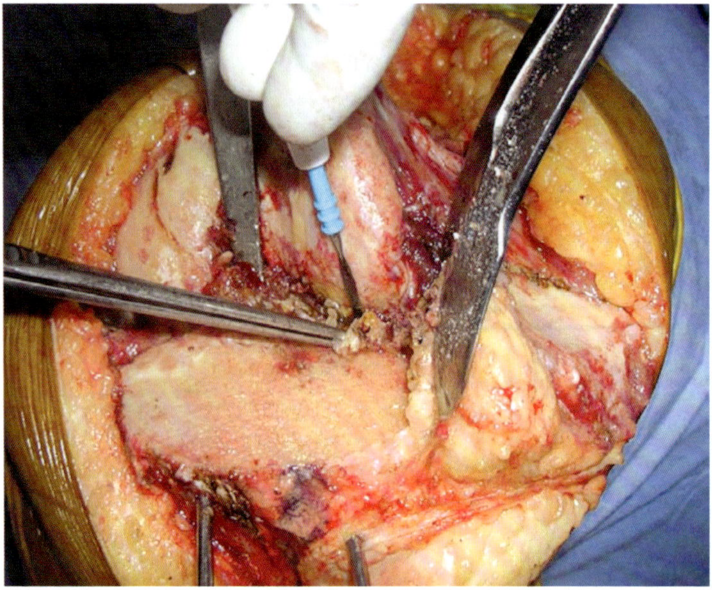

图 14.19 用电刀切除胫骨表面残留的内侧半月板后角部分。

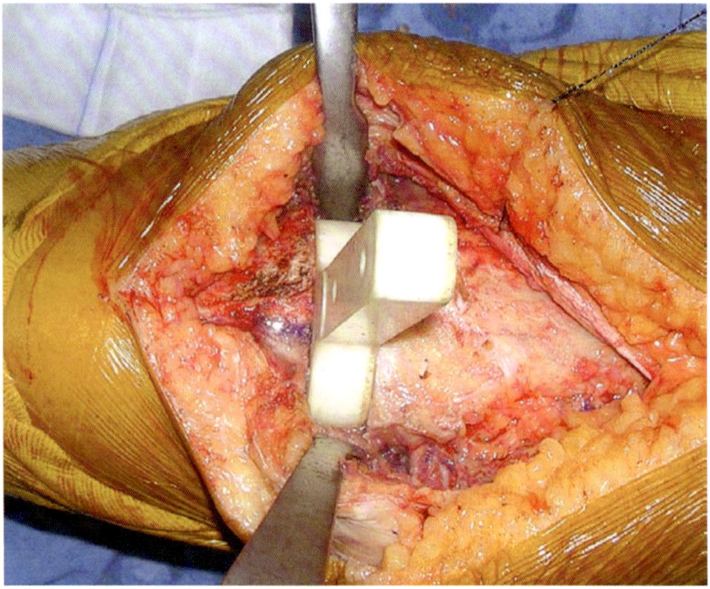

图 14.20 用最小号的间隔器(18~20mm)评估伸直间隙。

截骨时应移除至少 8~10mm 厚度的胫骨骨量，骨量切除不足会导致两间隙(屈曲/伸直)紧张。胫骨正常的后倾变为前倾时，会减少后方屈曲的空间，限制后滚，导致疼痛和活动度降低。过度后倾>5°~10°将增加中位屈曲不稳。后倾每增加 1°，屈曲平均增加 1.7°。胫骨截骨完成后，切除后部剩余的部分半月板和骨赘(图 14.15)。

- 胫骨截骨后检查伸直间隙(图 14.16)。

股骨前方截骨(图 14.21 至图 14.27)

前方截骨对于避免旋转不良、切迹、前方过载和髌骨轨迹不良非常重要。股骨开口(后交叉韧带止点前方 5mm 或股骨内外侧缘的中点或中点偏内 5mm)插入髓内定位杆(长定位杆优于短定位杆，定位杆应在髓腔中心)，维持截骨板在外翻 5°~7°，外旋 3°~5°位(增加外旋会导致屈曲过程内侧间隙增大，内旋会导致髌骨向外侧倾斜)。触针应接触股骨外侧髁前外侧突起的皮质(用刮片反复检查股骨外髁前表面截骨厚度)并进行截骨。切开的表面和切除的骨头看起来像一架钢琴(大钢琴征)，通常外侧髁切除的厚度较内侧大。伸直位截骨将会导致切迹，而屈曲位截骨会造成前方过载。

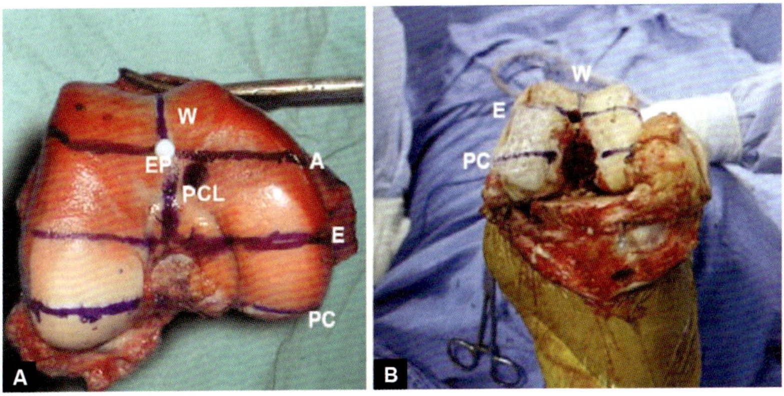

图 14.21　(A,B)前方切骨(A)，通髁线(E)，后髁连线(PC)，并且与胫骨截骨平面相互平行；图中还显示了白线(W)，股骨开口(在 ACL 止点前方)位置(EP)。

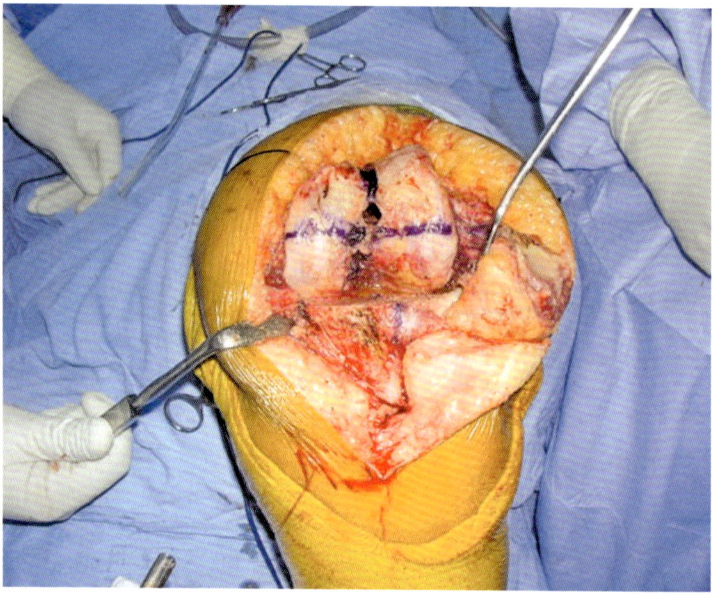

图 14.22 股骨开口位于远端关节面的中间。

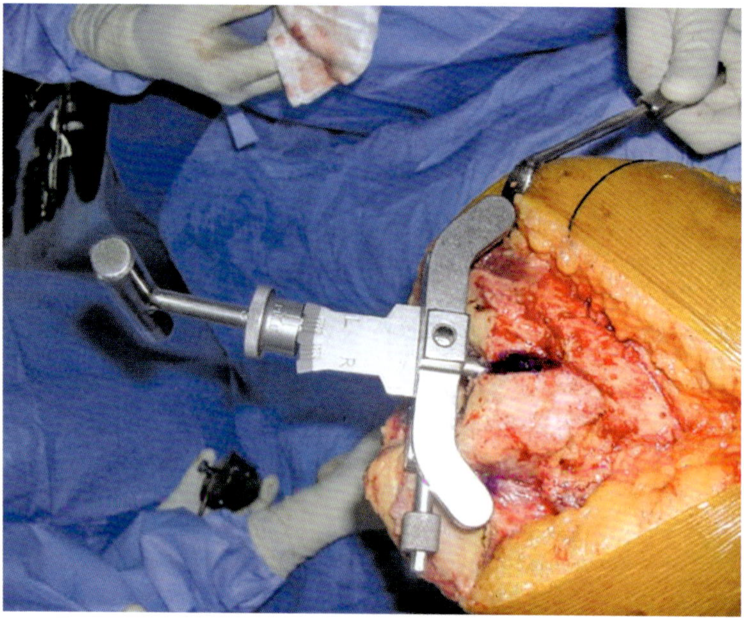

图 14.23 髓内定位杆按照6°外翻固定截骨导板进行股骨髁远端关节面截骨。

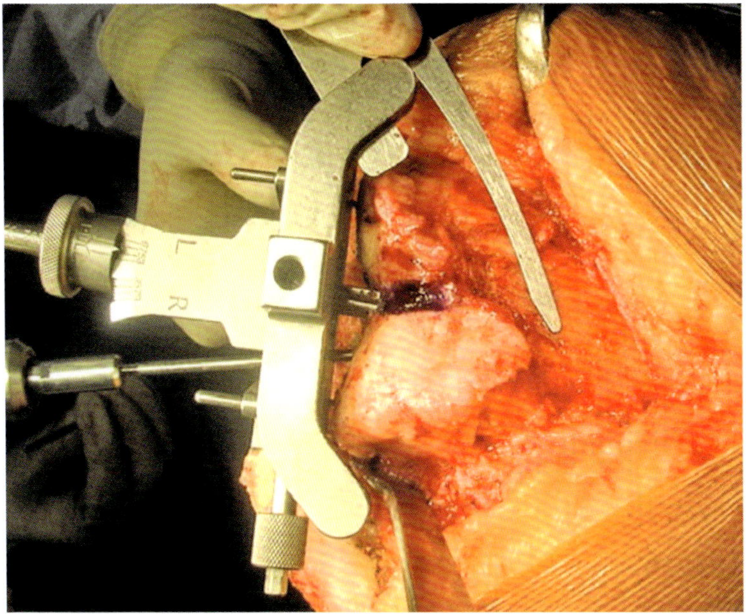

图 14.24　用刮片检查前方截骨的厚度,刮片应与股骨外侧髁的最突出部分平齐。

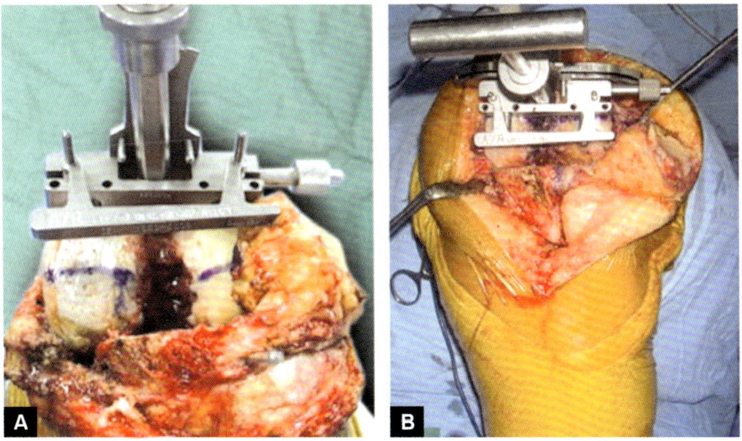

图 14.25　截骨导板与胫骨截骨平面平行(A)或稍外旋(B)。

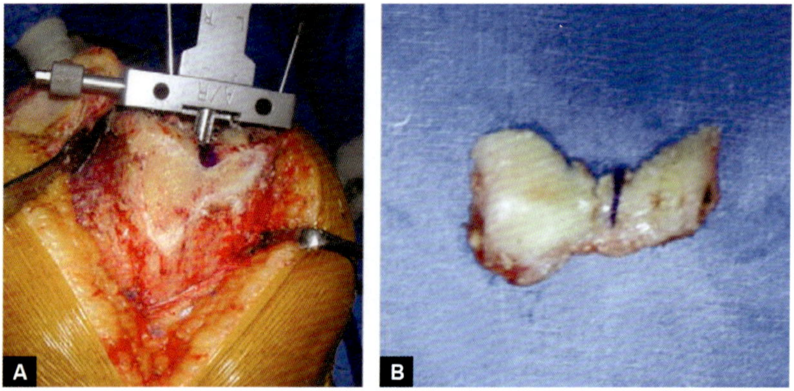

图 14.26 前方截骨完成,截骨表面的形状呈现大钢琴征(A),移除钢琴形状的骨片(B)。

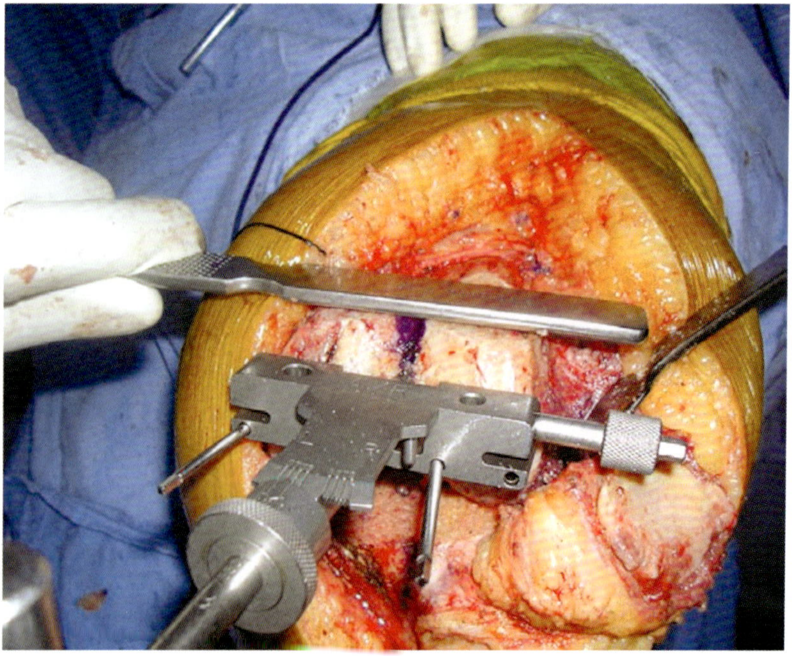

图 14.27 用平锉仔细检查前方截骨平面;股骨内外髁两个截骨平面应完全平齐。

股骨远端截骨(DFC)(图 14.28 至图 14.31)

移除髓内定位杆，将股骨远端截骨导板用螺钉固定在前表面上。股骨远端截骨厚度应等于股骨假体厚度，并与股骨机械轴呈 90°。外翻(通常为 5°~7°)主要根据颈干角(髋内翻>5°，髋外翻<5°)决定。应避免过多的 DFC，以防关节线抬高、髌骨轨迹不良、伸直不稳定、疼痛和活动度降低(关节线抬高>10mm，屈曲减少>25%)。在固定屈曲畸形中，股骨远端可切除 4~6mm。

- 在股骨远端截骨后，放入间隔块并检查内外侧的稳定性。
- 先用测量工具确定股骨假体的型号(图 14.32 和图 14.33)，再用确定型号的股骨假体决定屈曲间隙。
- 选用相同型号的四合一截骨板并完成截骨(图 14.31)。

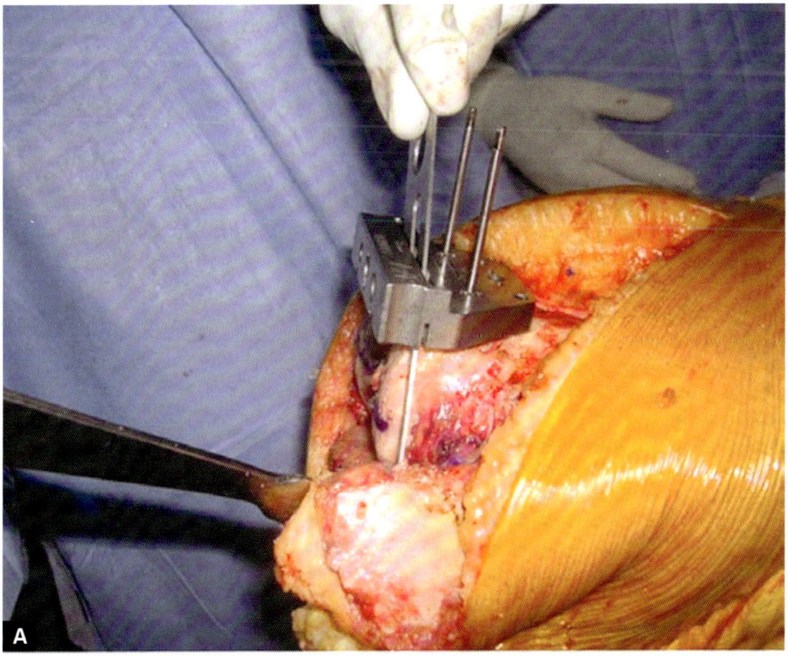

图 14.28　取出髓内定位杆，将截骨导板安装到位后，用刮片检查股骨远端截骨厚度(A)，应与髁间最低点平齐(B)。(待续)

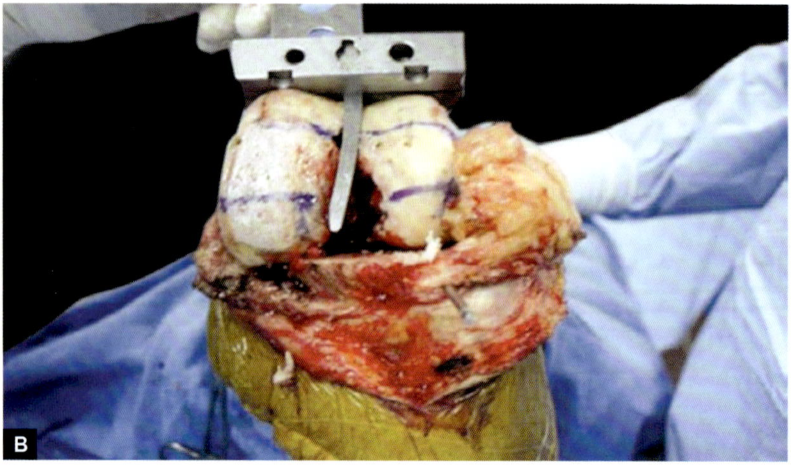

图 14.28(续)

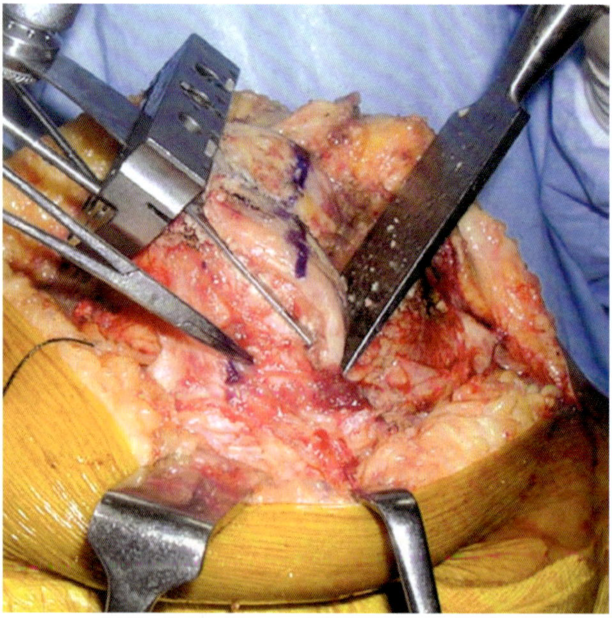

图 14.29 用摆锯进行股骨远端截骨,用宽骨刀对胫骨面进行保护。截骨应远离内侧副韧带(血管钳尖所示)。

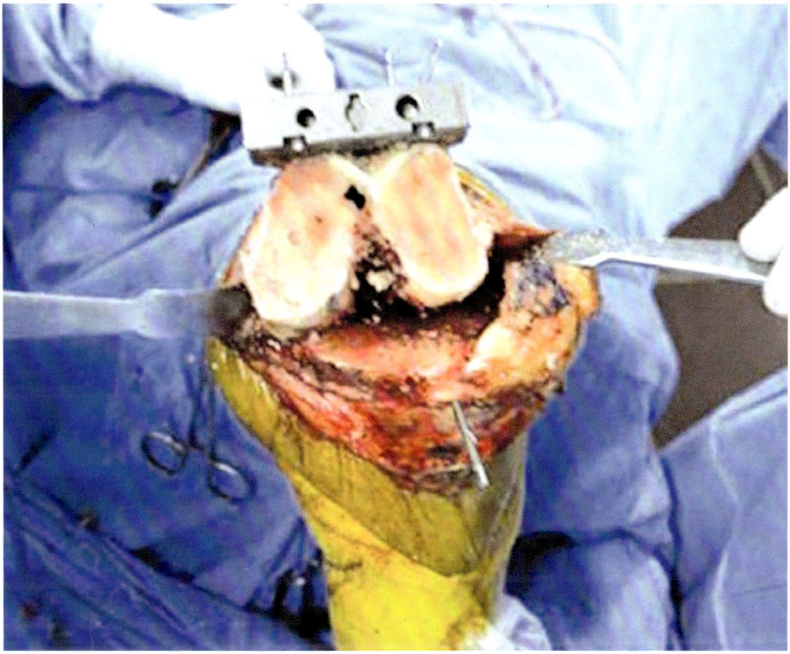

图 14.30　连接股骨远端截骨导板并完成股骨远端截骨。

股骨后髁截骨(图 14.34 和图 14.35)

截骨是在膝关节屈曲 90°,截骨导板外旋 3°下完成的(外旋不足会导致截骨间隙呈梯形而不是矩形)。截骨方法主要有以下三种(结合多种方法确保截骨的准确性)。

股骨后髁连线:沿股骨后髁下表面画一条线(图 14.25)。在膝关节 90°屈曲时,截骨角度与该轴线呈 3°外旋(内侧髁截骨厚度大于外侧髁)。但这种方法对外翻膝(类风湿性关节炎)有股骨外侧髁发育不良或内外髁广泛磨损的患者(可采用通髁线)不适用。

通髁线:连接内外髁最突出部分的轴线称为通髁线(图 14.21),截骨应平行于这条线。

白线:从股骨滑车沟的底部延伸到髁间窝的顶点(图 14.21)。该线在翻修手术中并不可靠。

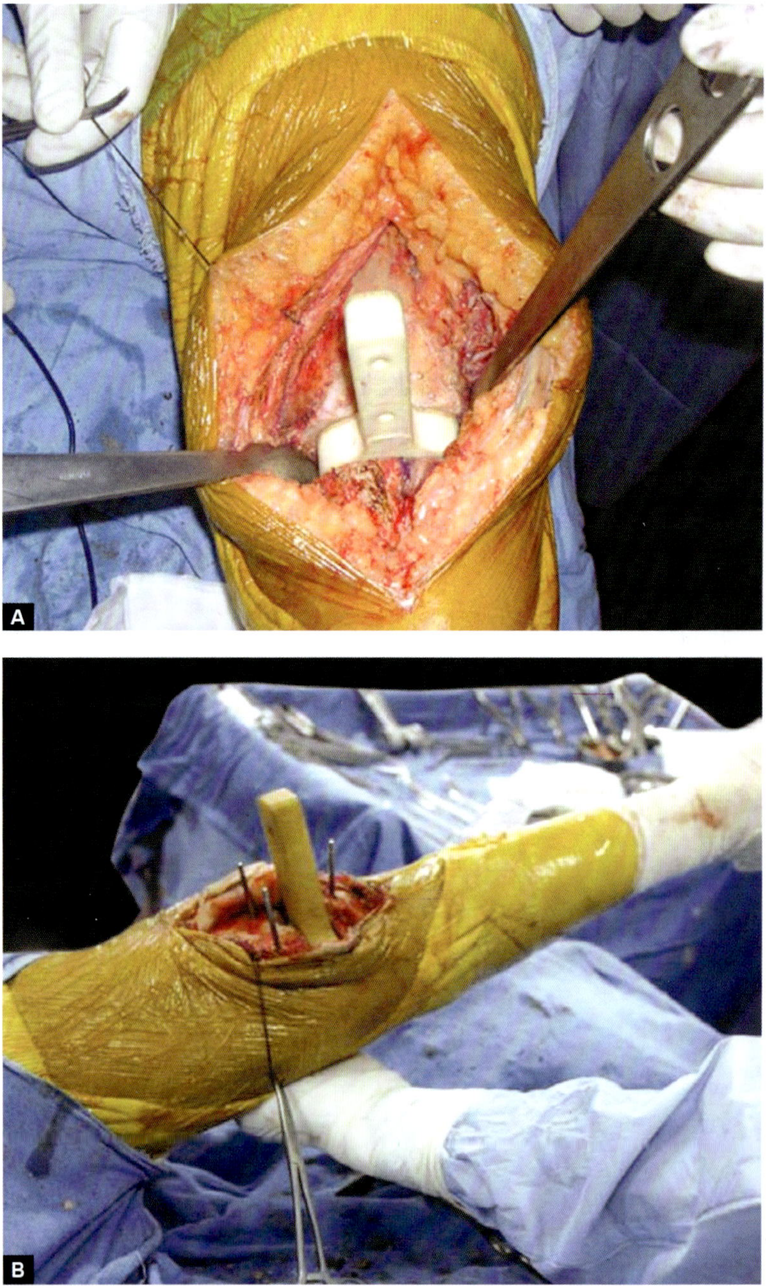

图 14.31 放置间隔垫后检查伸直间隙(A)和内外侧稳定性(B)。

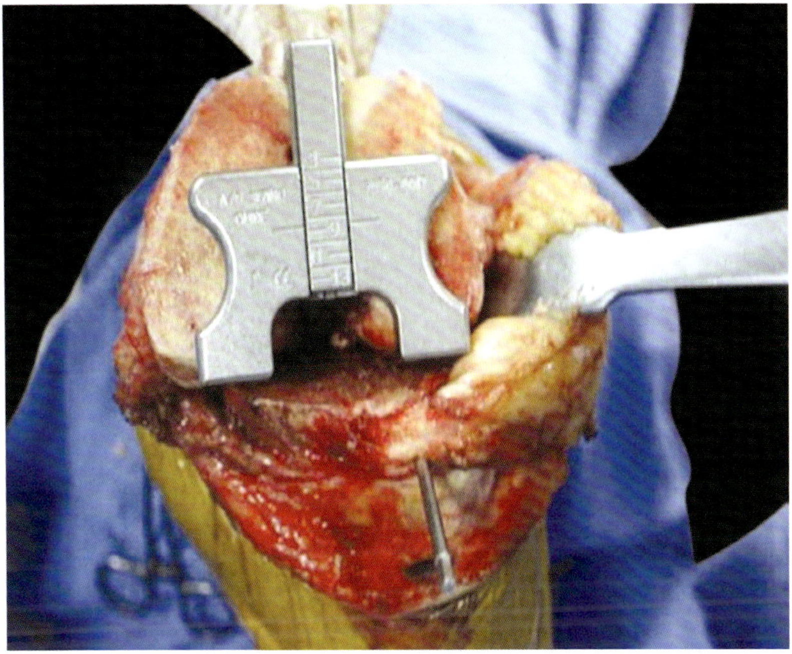

图 14.32 用导板测量假体尺寸(导板应紧贴股骨前后皮质,并查看标尺的数字,图中显示为 9)。

胫骨截骨平面(间隙技术):固定好截骨导板,手拿锯片,对准标记线进行截骨,截骨面需与胫骨近端截骨平面(图 14.25)平行。

截骨时应保持 3°外旋,以达到间隙平衡(外侧大于内侧,因为胫骨是按照与水平面呈 90°截骨)。应选择尺寸合适的截骨导板(尺寸过小会造成后髁截骨过多,中屈位间隙增大,导致出现不稳)。截骨厚度与屈曲活动度直接相关(股骨后髁每少截 1mm 厚度,屈曲活动度减少 6°)。

股骨髁间截骨(图 14.36 和图 14.37)

截骨方向为侧向,用骨凿或摆锯紧贴截骨导板内缘直角截骨。

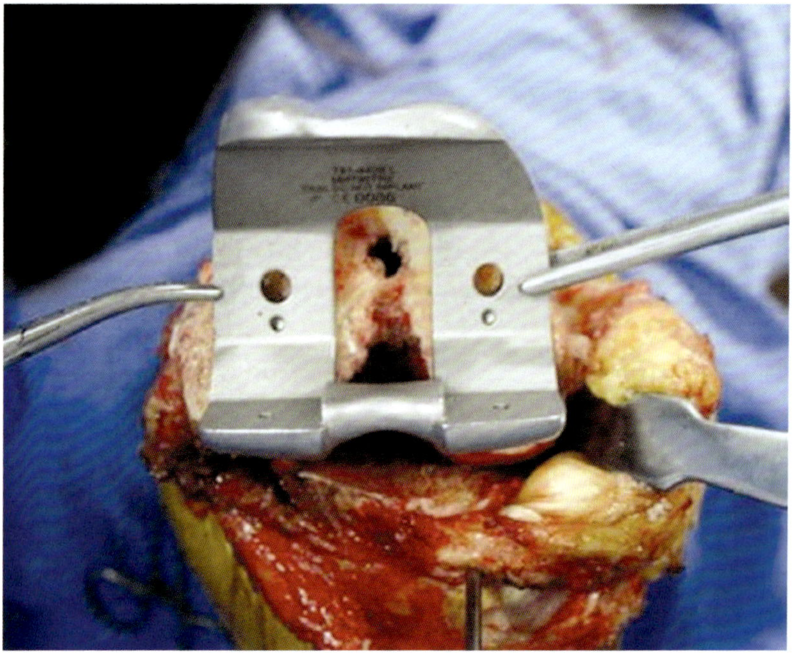

图 14.33 通过选定的假体再次检查尺寸是否合适(就像这里使用的7号假体;如果测量结果是9,就选用9号假体,安装时应以髁间截骨为中心,不要超出股骨内外髁的边缘)。

CR 假体韧带松解

测量截骨术

股骨前方和后方的截骨参考解剖标志(通髁线,白线,后髁连线)进行测量,韧带松解在假体植入伸直膝关节后完成。

间隙技术

胫骨近端截骨后进行韧带松解(先松解最紧张的部位),然后使用张开器使韧带紧张,在韧带的张力下,保持与胫骨截骨面平行进行股骨前方和后方截骨。

- 安装股骨和胫骨试件,插入近似大小的垫片,检查稳定性和髌骨轨

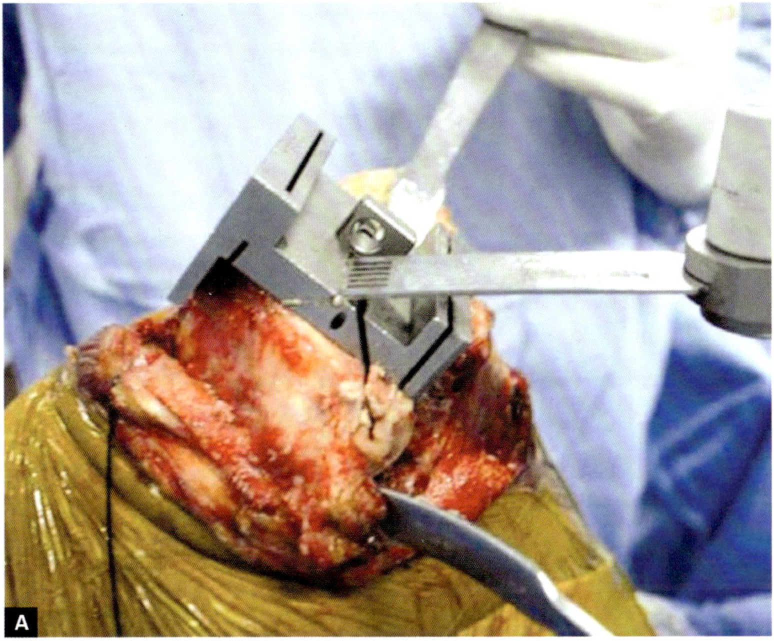

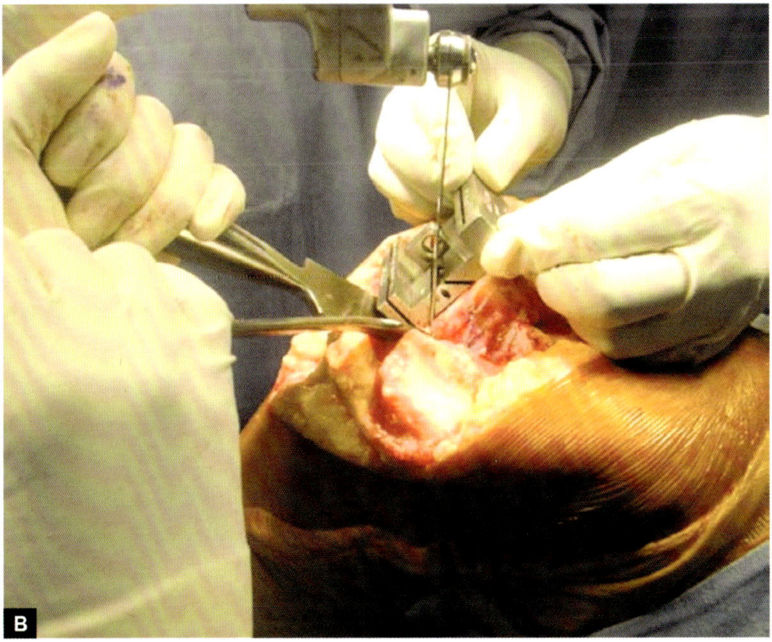

图 14.34　(A,B)用 Hohmann 拉钩和宽骨刀进行保护,避免损伤 MCL 和胫骨截骨面。

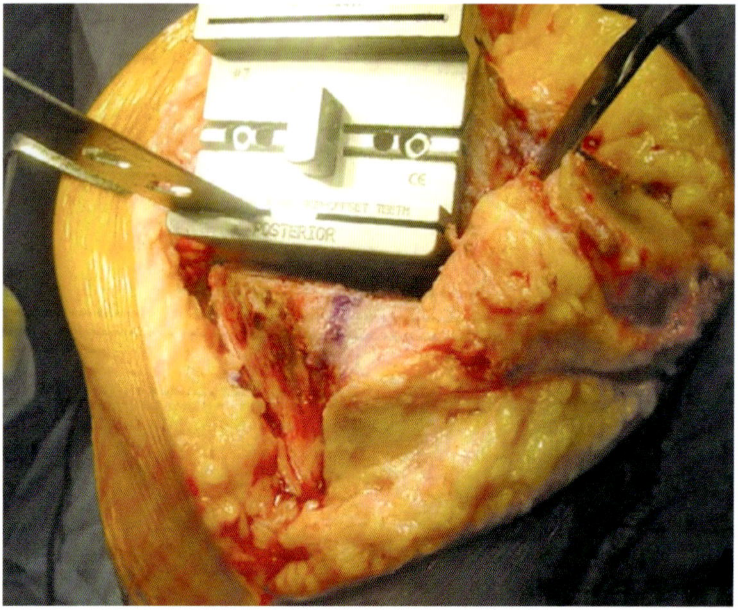

图 14.35 髁间截骨导板安装在位(应与前方斜面和股骨远端截骨面贴紧,并以股骨开口位置为中心)。

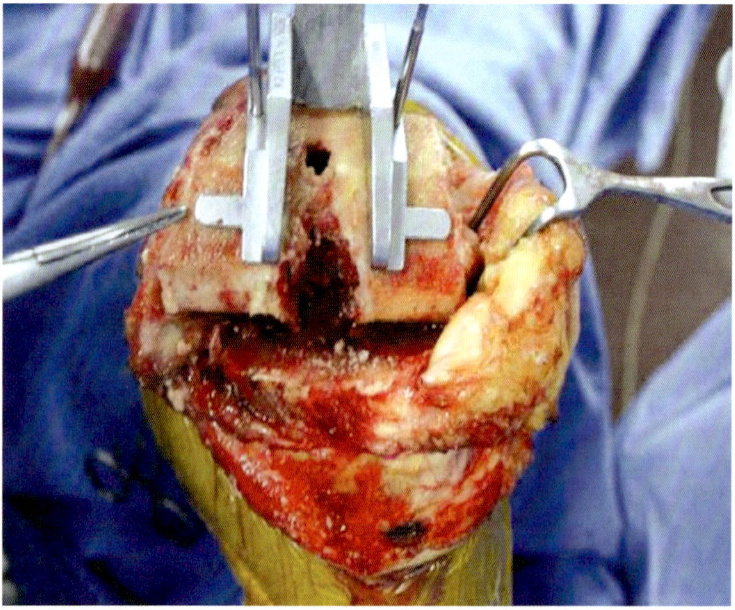

图 14.36 髁间截骨导板安装位置满意。

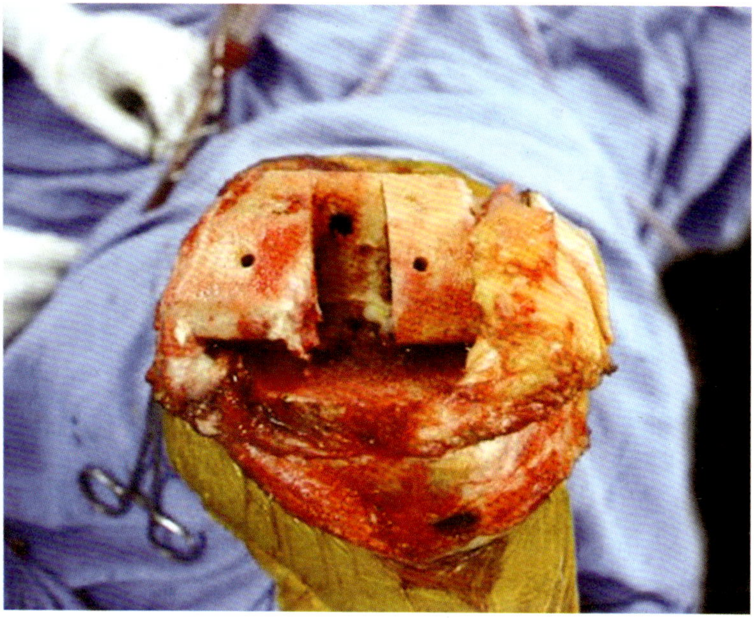

图 14.37　完成髁间截骨。

迹（图 14.38）。

- 冲洗股骨和胫骨骨面。

髌骨截骨（图 14.39 和图 14.40）

髌骨周围去神经化（减少髌骨疼痛），去除骨赘显露髌骨表面，安装髌骨截骨导板，评估切除的髌骨厚度。髌骨假体的固定至少需要 12~15mm 厚度的骨量。膝关节从伸直到屈曲的过程中，通过非接触技术（拇指不要按压髌骨）检查髌骨轨迹（整个伸直到屈曲过程中，髌骨无外侧倾斜，始终保持与内侧髁前表面的接触），该检查最好在松开止血带之后进行。髌骨轨迹不良的原因包括股骨假体内旋、髁间截骨偏内、髌骨外移或关节线抬高。髌骨轨迹不良常需要进行外侧支持带松解，可以从内侧（松解距离<5mm，避免腓总神经损伤）进行，也可以从外侧（沿髌骨外侧缘下方的纵行切开，仔细松解，直到滑膜层，切口不要超过髌骨外侧上缘，以免损伤髌骨的血供）进行。如果切除的骨厚度不足[3]，将导致前方过载（膝前痛，每

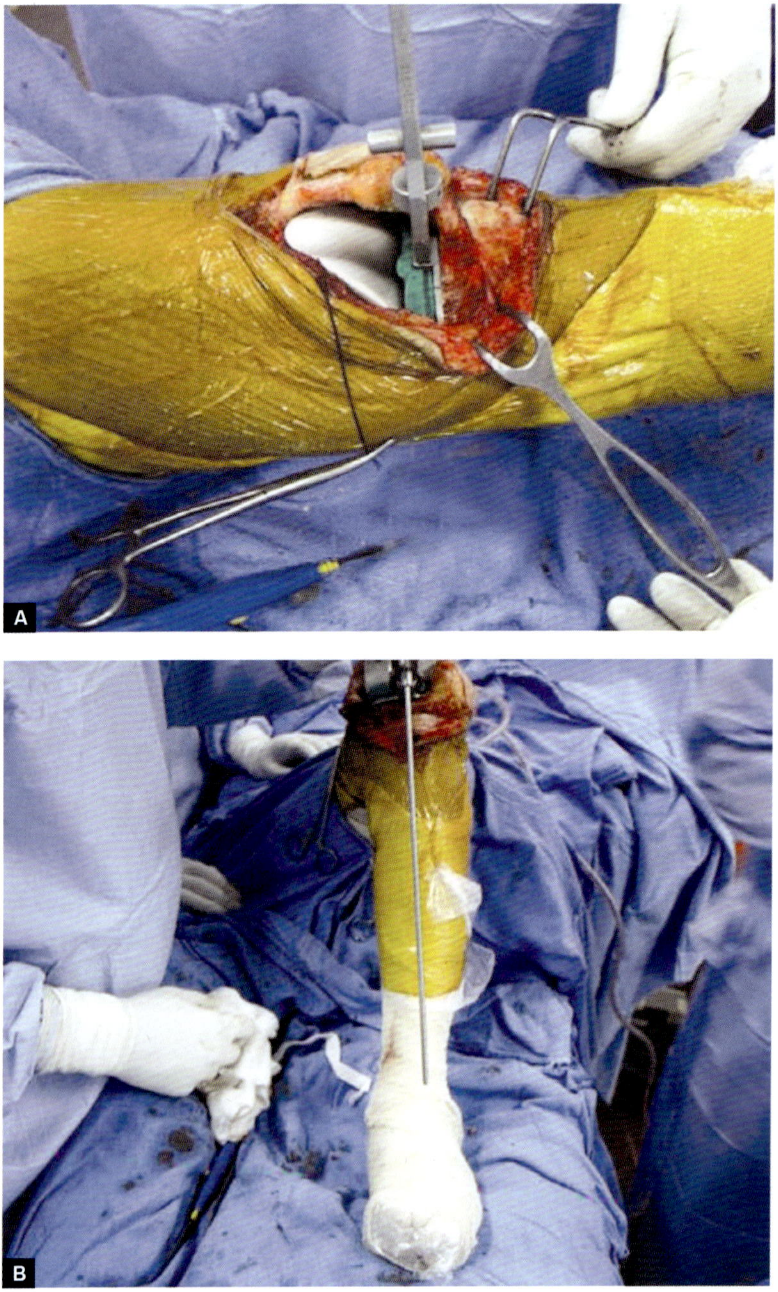

图14.38 (A)伸直位稳定;(B)屈曲位稳定,力线对位。(待续)

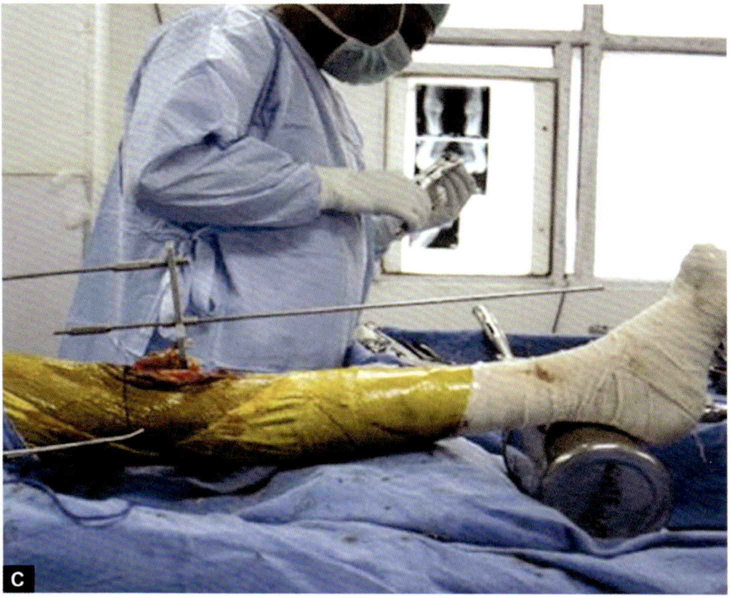

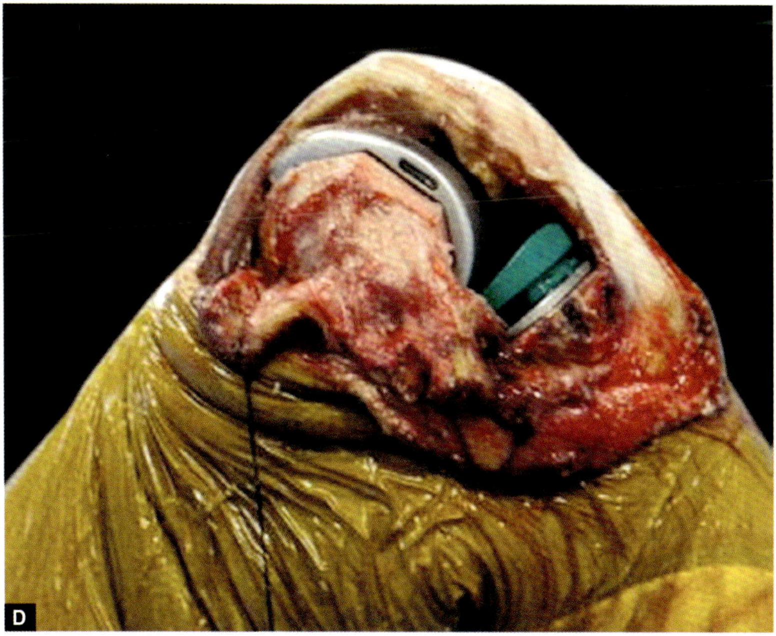

图 14.38(续)　(C)伸直位力线对位。(D)检查髌骨轨迹,注意无拇指接触。

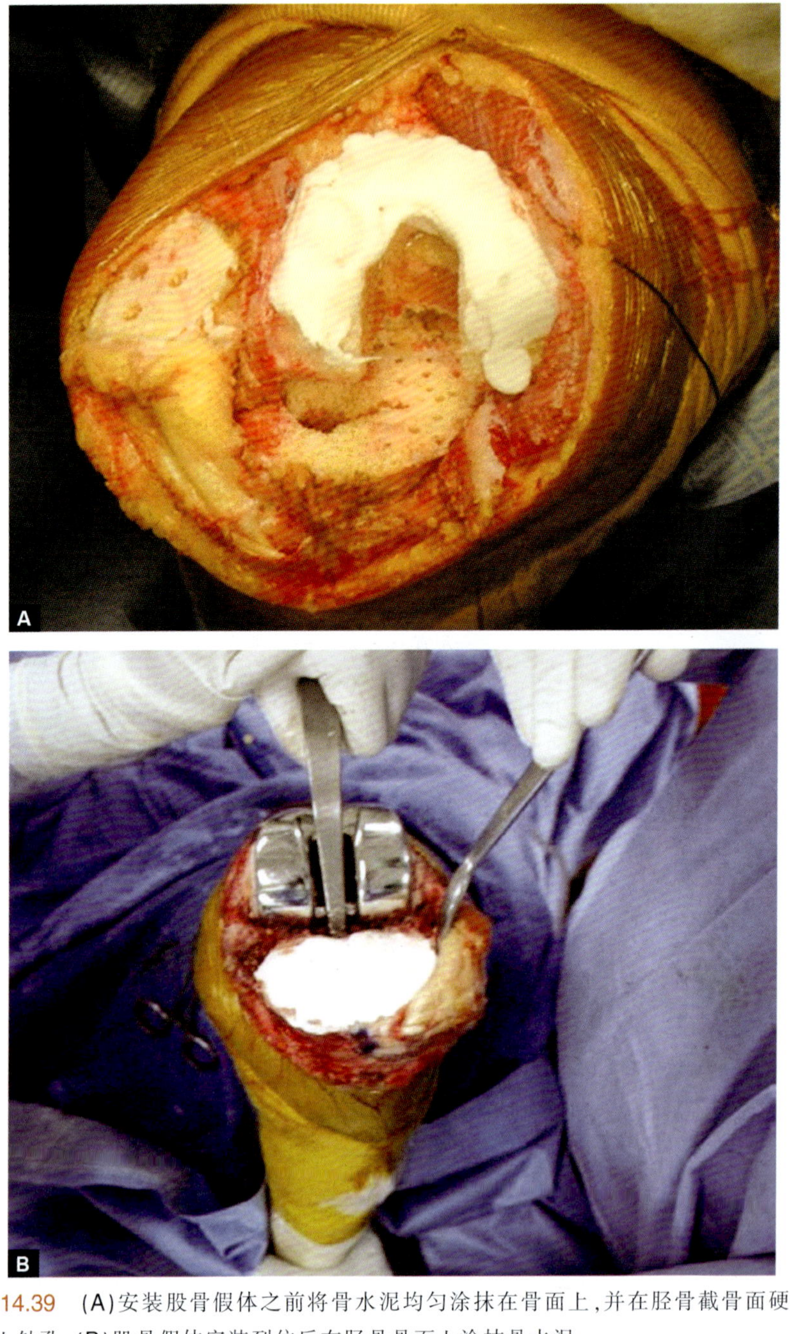

图 14.39 (A)安装股骨假体之前将骨水泥均匀涂抹在骨面上，并在胫骨截骨面硬化骨上钻孔；(B)股骨假体安装到位后在胫骨骨面上涂抹骨水泥。

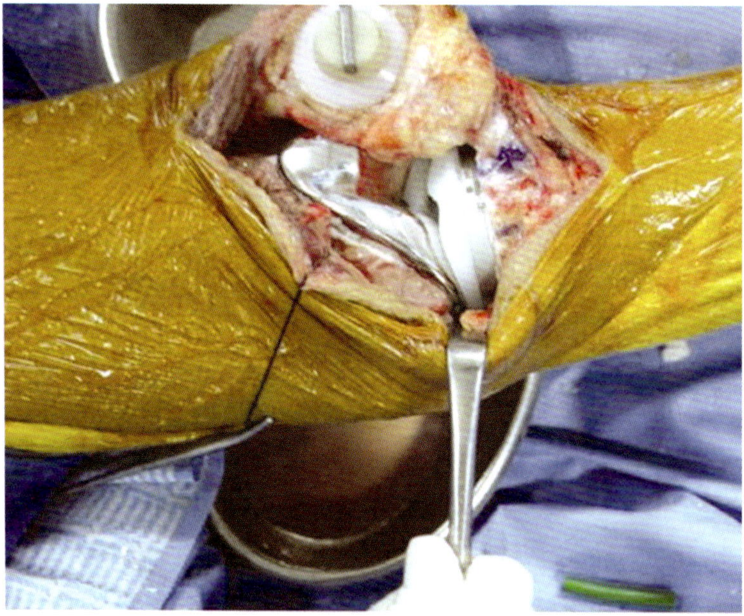

图 14.40　三种假体均用骨水泥固定在位。

减少 2mm 厚度导致活动度减少 3°)。

• 在股骨、胫骨以及假体表面均匀涂抹骨水泥(面团期),安装最终的胫骨、股骨和髌骨假体,检查膝关节活动度、稳定性和髌骨轨迹(图 14.39 至图 14.41)。

常见错误及原因

• 屈曲不稳:股骨假体过小(增加后髁截骨),股骨前髁前移,股骨和胫骨干旋转错位,胫骨后倾增加。

• 伸直不稳:非对称性不稳的原因包括截骨或软组织松解不当,或两者均有,对称性不稳的原因包括过度截骨(股骨远端截骨)或广泛松弛。

• 后方间隙不足的原因是胫骨前倾或后方骨赘。

• 前方过载的原因是股骨前方截骨不足或髌骨假体型号过大。

• 髌骨轨迹不良的原因是股骨假体内旋、髁间截骨内偏、髌骨外移,

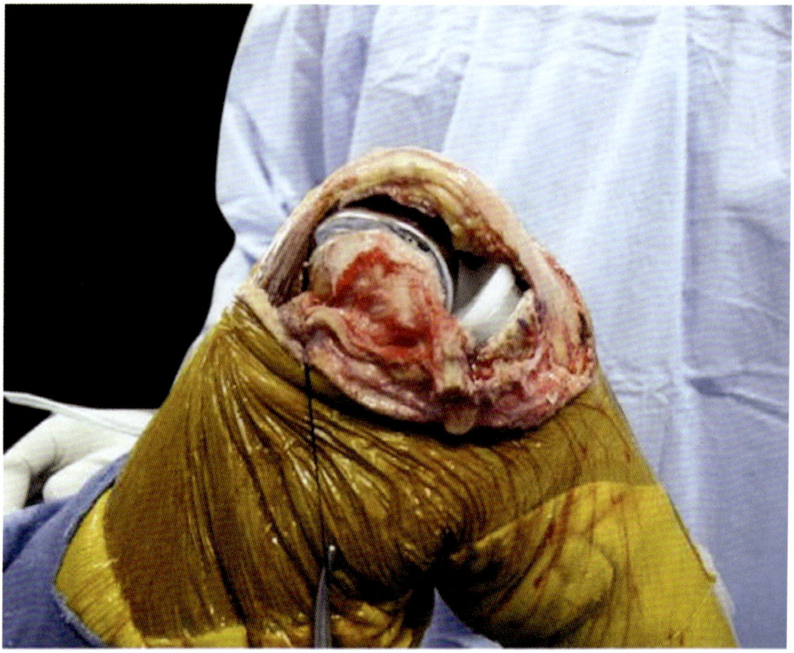

图 14.41 髌骨位置良好(即使没有拇指接触也没有外侧抬起;无拇指技术检查髌骨轨迹)。

关节线上抬或过载。

屈曲和伸直间隙平衡以及截骨的标准

如果伸直和屈曲间隙都紧:增加胫骨截骨。

如果伸直间隙紧张,屈曲间隙正常:后方松解,增加股骨远端截骨。

如果伸直间隙正常,屈曲间隙紧张:股骨假体型号↓/胫骨后倾↑。

如果伸直间隙正常,屈曲间隙松弛:股骨假体型号↑或增加股骨远端截骨并使用加厚胫骨垫片。

如果伸直间隙松弛,屈曲间隙正常:股骨远端垫块或选用小号股骨假体并搭配加厚胫骨垫片。

如果伸直间隙和屈曲间隙都松弛:加厚胫骨垫片。

影响 TKR 术后屈曲的因素

术前屈曲是影响术后屈曲的最重要独立因素[4]。其他降低术后屈曲的变量因素包括女性、肥胖、既往膝关节手术史、相关并发症[5]、假体位置不良、髌股关节填塞、假体型号不当、屈曲间隙平衡不足以及胫骨或股骨后方骨赘[6-8]。

（李甲 易诚青 李朔 译）

参考文献

1. Steven H. Stern. Surgical exposure in the total knee arthroplasty in Orthopaedic In: Robert et al. (Eds). Knowledge Update, Hip and Knee reconstruction 3 (1st edn); 2007 pp. 3-15; Jaypee Brothers Medical Publishers (P) Ltd, New Delhi, India.
2. Andrew H. Crenshaw Jr. Surgical Techniques and Approaches in Canale ST and Beaty JH (eds). Camplbell's Operative Orthopaedics 11th edn; 2008 pp. 4-14; Mosby, Elsevier, Philadelphia USA.
3. Briard JL, Hungerford DS. Patellofemoral instability in total knee arthroplasty. J Arthroplasty 1989;4(Suppl): 587-97.
4. Dennis DA, Komistek RD, Scuderi GR, Zingde S. Factors affecting flexion after total knee arthroplasty. Clin Orthop Relat Res 2007;464:53-60.
5. Fisher DA, Dierckman B, Watts MR, Davis K. Looks good but feels bad: factors that contribute to poor results after total knee arthroplasty. J Arthroplasty 2007;22(6 Suppl 2):39-42.
6. Sultan PG, Most E, Schule S et al. Optimizing flexion after total knee arthroplasty: advances in prosthetic design. Clin Orthop Relat Res 2003;416:167-73.
7. Kurosaka M, Yoshiya S, Mizuno K, Yamomoto T. Maximizing flexion after total knee arthroplasty: The need and the pitfalls. J Arthroplasty 2002;17:59-62.
8. Michael Murphy and Simon Journeaux and Trevor Russell. High-flexion total knee arthroplasty: A systematic review. International Orthopaedics (SICOT) 2009;33:887-93.

第 15 章

复杂的初次全膝关节置换术

内翻膝

内翻膝常见于膝关节骨性关节炎。软组织在内侧是紧缩的，在外侧是松弛的。

内侧软组织挛缩

- 后内侧角：半膜肌、内侧关节囊和内侧副韧带深层。
- 内侧副韧带浅层。
- 鹅足腱。

软组织松解(要点与技巧；图 15.1)[1]

- 初始暴露应从胫骨向上至胫骨后内侧角松解内侧副韧带深层。
- 去除胫骨和股骨内侧的骨赘，以防内侧软组织袖紧张。
- 切除内侧半月板。
- PCL 紧张：松解。
- 如果内侧仍然紧张：按顺序进一步松解胫骨后方和下方，并在每一步松解后重新检查内侧软组织张力。
- 屈曲外旋胫骨，从后内侧角松解半膜肌。松解内侧副韧带浅层和鹅足腱。
- 如果还是紧张：向胫骨远端松解至少 4~8cm(作为最后选择，避免造成外翻不稳)。

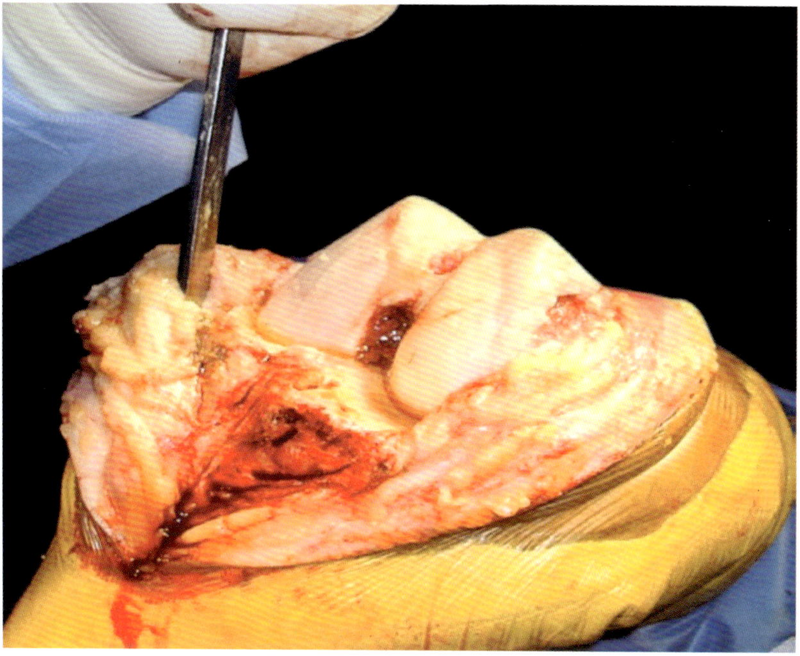

图 15.1 内侧和后方完全松解。

• 松解顺序：内侧副韧带深层，关节囊，内侧半月板 + 胫骨和股骨内侧骨赘 → PCL → 半膜肌，内侧副韧带浅层，鹅足腱 → 胫骨远端骨膜下松解至 4~8cm（最后选择）。

外翻膝（图 15.1 和图 15.2）

问题

• 股骨和胫骨外侧髁骨缺损或发育不良。
• 外侧软组织挛缩。
• 内侧软组织袖松弛无力。
• 髌骨轨迹不良。
• 急性屈曲和外翻畸形的矫正可导致腓总神经（CPN）麻痹。可通过暴

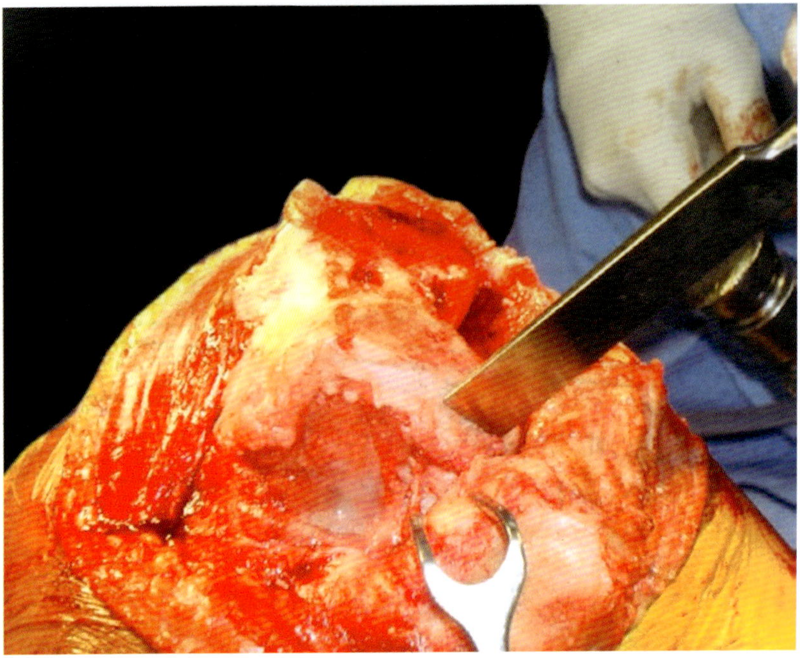

图 15.2 切除股骨外侧骨赘。

露和松解 CPN,或将膝关节固定在某个屈曲角度以达到逐步矫正的目的。

外侧挛缩的软组织

- 髂胫束。
- 外侧副韧带。
- 弓状韧带:后外侧复合体。
- 腘肌腱。
- 腓肠肌外侧头。

软组织松解(要点与技巧)

- 内侧最小化松解。
- 逐步松解外侧紧张结构,并在松解外侧每个结构后重新检查外侧紧张程度。
- 切开弓状韧带:在胫骨截骨水平横行切断后外侧关节囊复合体和

髂胫束。

- 如果 PCL 紧张：松解。
- 如果外侧结构仍然紧张：松解外侧副韧带和腘肌腱。
- 松解腓肠肌外侧纠正相关屈曲畸形。
- 内侧副韧带功能不全通常需要加厚垫片和限制型假体。

松解顺序：后外侧关节囊→ 髂胫束，PCL，外侧副韧带 → 腘肌腱 → 腓肠肌外侧头（特定屈曲畸形）。

馅饼技术：Elkus 首次描述了这一技术，用于重度外翻膝。该技术主要包括连续触诊紧张的软组织和反复穿刺松解。

膝关节屈曲固定畸形（图 15.3 至图 15.6）

- 股骨后髁截骨完成后，在股骨髁上方近距离松解后关节囊。

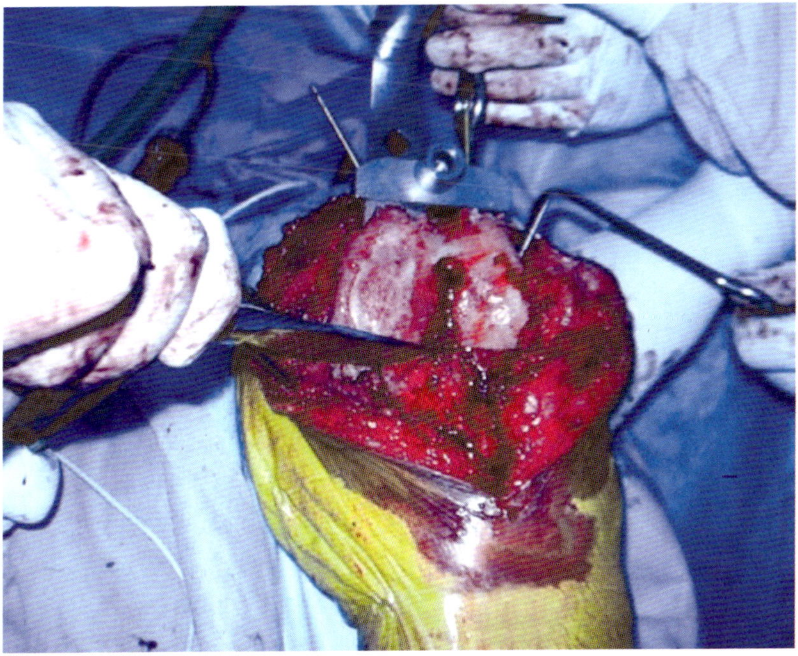

图 15.3　切除后方骨赘。

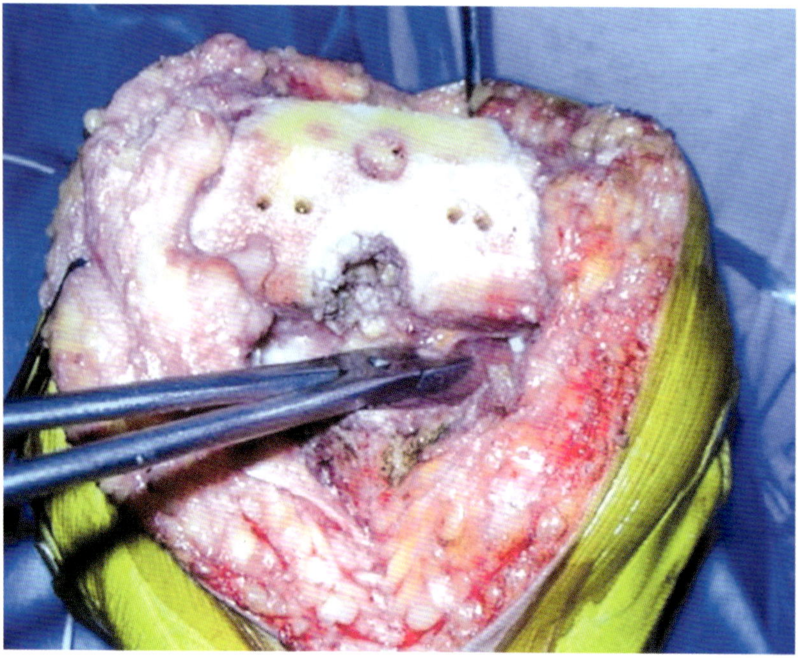

图 15.4 后隐窝清理。

- 切除胫骨和股骨后方的骨赘。
- 如果后方仍然紧张:进一步松解后方关节囊至股骨后表面。
- 腓肠肌内侧头或股骨远端延长切口应作为最后手段。
- 屈曲畸形(>60°):二期手术。
- 在炎性关节炎病例中,可残留 5°~10°的屈曲畸形,术后通过理疗可以良好矫正。

膝关节僵硬

- 最难处理的膝关节。
- 近端软组织松解术(V-Y 成形术)和胫骨结节截骨术可能是必需的[1]。
- 循序渐进地进行软组织松解。
- 充分的术后理疗和 CPM 机锻炼。

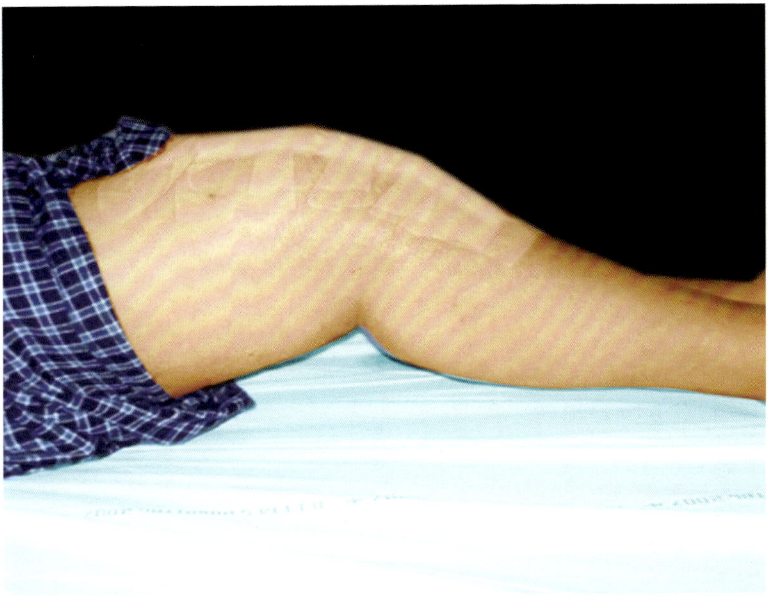

图 15.5　TKR 术后第二天残留的屈曲挛缩畸形。

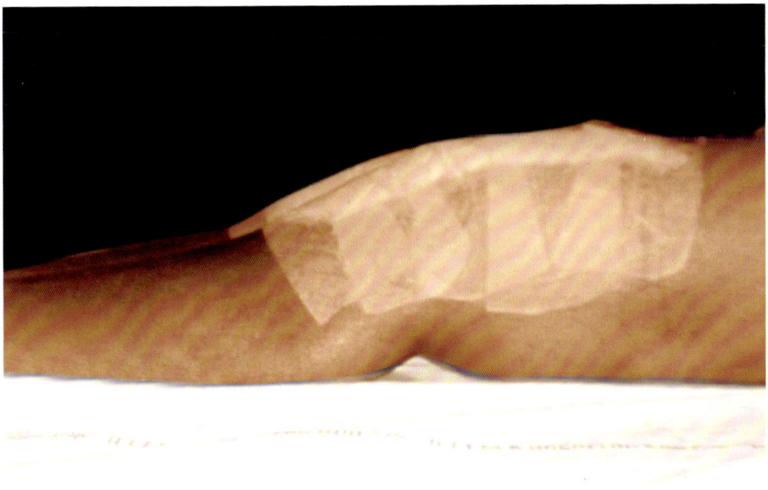

图 15.6　类风湿性关节炎患者 2 周后完全矫正屈曲畸形。

- 术后屈曲活动度可能< 90°。

髌骨轨迹

- 推荐止血带释放后检查。
- 术前厚度=术后厚度。
- 切除髌骨周围骨赘。
- 中立位放置。
- 术中髌骨轨迹不良：通过由内而外或由外向内的技术（图 15.7）做内侧松解直至滑膜层暴露。对于由内而外的技术，松解深度不要超过 5mm，以免造成腓总神经损伤。

骨缺损

- 内翻膝和外翻膝在内侧和外侧均有缺损。
- 小的缺损（图 15.8）可通过钻孔或螺钉与骨水泥技术处理。
- 大的缺损（图 15.9）可通过骨移植或金属垫块处理。
- 在这种情况下使用延长杆更安全。

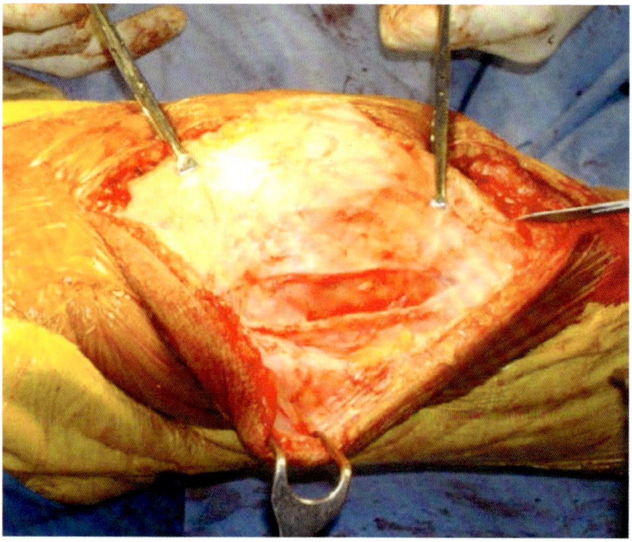

图 15.7 外侧松解，不要分离滑膜，以免损伤髌骨血运。

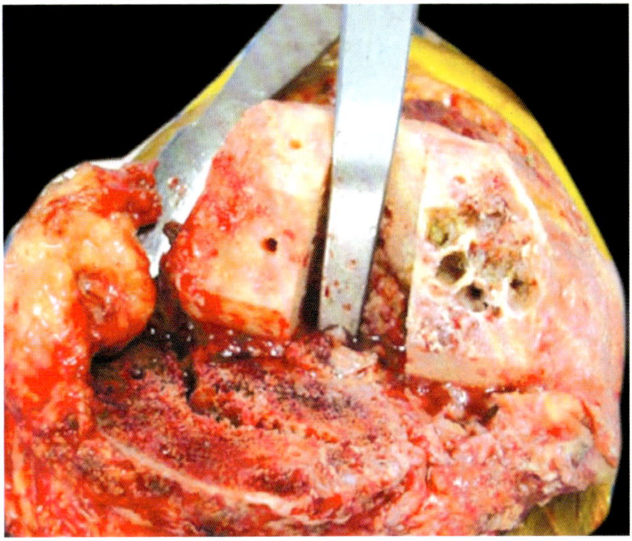

图 15.8　小面积骨缺损。

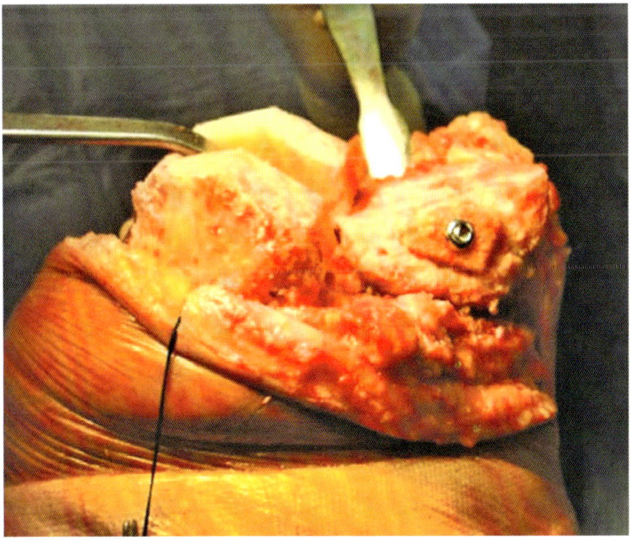

图 15.9　螺钉固定植骨修复大面积缺损。

（李甲　易诚青　林荣强　译）

参考文献

1. Crockarell JR Jr, Guyton LJ. Arthroplasty of knee in Canale ST, Beaty JH (Eds). Camplbell's Operative Orthopaedics 11th edn; Philadelphia: Mosby, Elsevier; 2008 pp. 241-99.

第 16 章

全膝关节置换术并发症

全膝置换术后并发症

感染(图 16.1)

许多原因已被证明与感染风险增加有关。这些原因包括既往膝关节开放手术、免疫抑制治疗、低血钾、营养不良、憩室病、其他部位感染灶、糖尿病、肥胖、吸烟、肾衰竭、甲状腺功能减退和酗酒。

糖尿病通过以下途径增加伤口并发症和感染的风险：

- 延缓胶原合成,降低创面强度。
- 影响血液和氧气的输送。
- 尼古丁和吸烟的其他副产品引起血管收缩,减少红细胞、成纤维细胞和巨噬细胞的增殖,减少氧的运输和代谢,并抑制氧化代谢和细胞运输所必需的酶。
- 文献报道的感染率为 1.6%~3%。
- 围术期糖尿病控制良好。
- 围术期静脉注射头孢噻肟或头孢曲松联合庆大霉素(术前一剂),连用 5 天,其后口服头孢克肟/头孢呋辛/奥格门汀,直至缝线拆除。
- 膝关节置换术后早期(<4 周)或剧烈疼痛,红肿需切开并进行彻底清创。抗生素应持续 6 周(住院静脉使用 2 周,出院口服 4 周)。
- 放射学改变(骨水泥界面骨吸收、骨囊肿、骨膜反应)、ESR 和 CRP

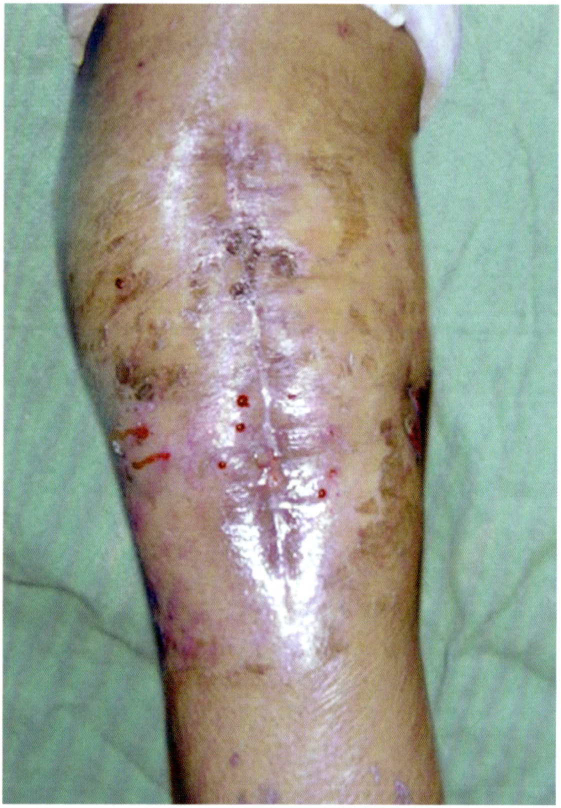

图16.1 糖尿病患者TKR术后的感染。

(TKR术后48~72h达到高峰,3周内恢复正常)有助于治疗期间的检测和随访。

血栓栓塞症(图16.2)

血栓栓塞症在我们的病例中较少出现,尚未发现明确的原因。西方学者报道TKR术后DVT的发生率较高(40%~84%),易感因素包括年龄>40岁,既往有血栓栓塞、静脉曲张、雌激素治疗、高血压、缺血性心脏病、长期制动、肥胖和恶性肿瘤史。小腿疼痛、发热、红肿、局部压痛(+)或Homan征(足背屈时小腿疼痛)常提示DVT,可通过多普勒超声确诊。预防措施

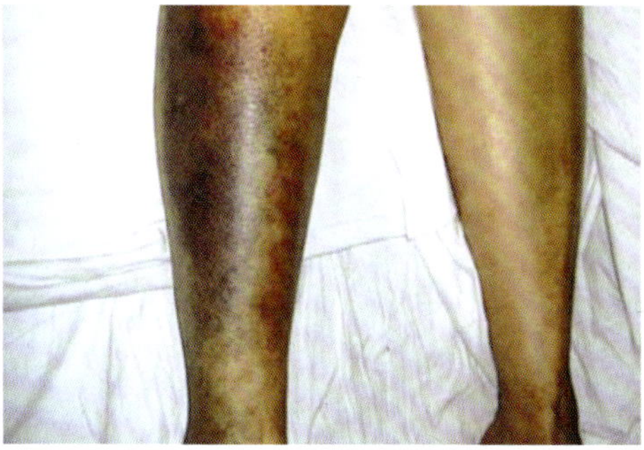

图 16.2 低分子肝素治疗 TKR 后皮肤色素沉着的研究。

包括住院期间静脉给予低分子量肝素(可能引起血肿、感染和出血)或华法林,并序贯口服阿司匹林/华法林至术后 7~10 天。物理预防措施包括弹力袜、静脉泵和早期活动。

既往血栓栓塞症、静脉曲张和缺血性心脏病是 DVT 预防的三个绝对适应证。

血管功能不全

文献报道的发生率为 0.03%~0.2%,多见于外周血管病患者。

神经麻痹

腓总神经麻痹见于类风湿病患者(发生率为 0.3%~1.8%)以及接受 TKR 的固定屈曲和外翻畸形患者。

假体周围骨折(图 16.3)

股骨髁上骨折(0.3%~2%)多发生于骨质疏松、类风湿性关节炎、类固醇治疗、股骨切迹和创伤的患者。通常采用锁定钢板、髓内钉或人工关节翻修术治疗。胫骨骨折非常罕见。

不稳

不稳通常是由于错误的截骨、假体位置不良和软组织平衡不足造成的。

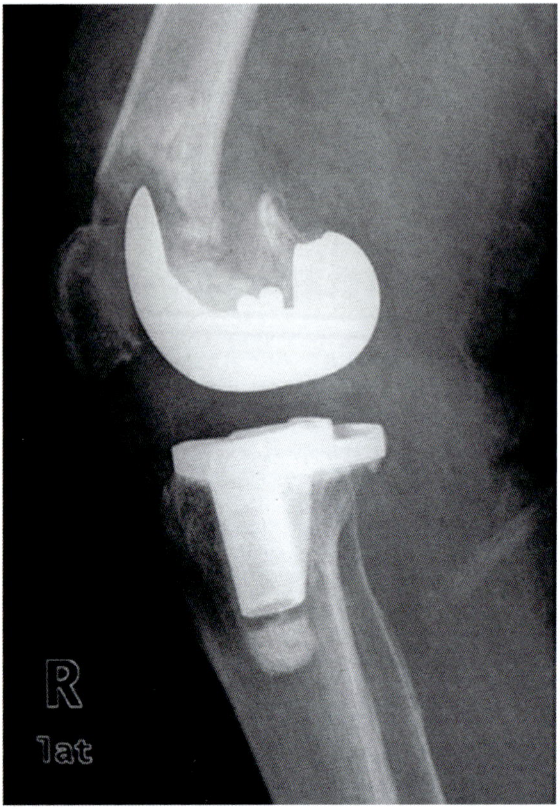

图 16.3 TKR 术后假体周围骨折。

髌骨置换的并发症

- 骨折。
- 轨迹不良/不稳。
- 无菌性松动。
- 聚乙烯磨损。
- 髌骨假体过大/过小导致的膝前痛。
- 髌骨缺血性坏死。
- 髌骨弹响综合征。

髌骨弹响综合征

膝关节从屈曲向伸直活动时产生的痛性弹响称为髌骨弹响综合征。这是由于股骨假体髁间切迹区前上部与股四头肌腱近端撞击，在四头肌腱近端与髌骨上极交界处形成纤维性结节所致。可见于股骨假体尺寸过大、髌骨假体近端安装异常或由于股四头肌腱对股骨假体前凸缘的刺激所致。治疗方法是手术切除纤维性结节，根据情况决定是否翻修髌骨假体。

（李甲　易诚青　译）

索　引

K

M

N

P

Q

S

T

W

X

Y

Z

其他